Doenças que alteram os exames
Hematológicos

3ª EDIÇÃO

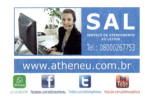

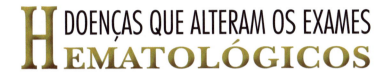

Doenças que Alteram os Exames Hematológicos

3ª EDIÇÃO

Flávio Augusto Naoum

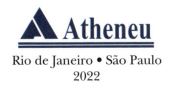

Rio de Janeiro • São Paulo
2022

EDITORA ATHENEU

São Paulo — Rua Maria Paula, 123 – 18º andar
Tel.: (11) 2858-8750
E-mail: atheneu@atheneu.com.br

Rio de Janeiro — Rua Bambina, 74
Tel.: (21) 3094-1295
E-mail: atheneu@atheneu.com.br

CAPA: Equipe Atheneu
PRODUÇÃO EDITORIAL: MWS Design

CIP-BRASIL. CATALOGAÇÃO NA PUBLICAÇÃO
SINDICATO NACIONAL DOS EDITORES DE LIVROS, RJ

N176d
3. ed.

  Naoum, Flávio Augusto
   Doenças que alteram os exames hematológicos/Flávio Augusto Naoum. - 3. ed. - Rio de Janeiro : Atheneu, 2021.
   254 p. : il. ; 24 cm.

   Inclui bibliografia e índice
   ISBN 978-65-5586-357-4

   1. Hematologia. 2. Diagnóstico de laboratório. 3. Patologia. I. I. Título.

21-73113
CDD: 616.15075
CDU: 616.15-071

Meri Gleice Rodrigues de Souza - Bibliotecária – CRB-7/6439

06/09/2021   08/09/2021

NAOUM F.A.
Doenças Que Alteram os Exames Hematológicos – 3ª Edição

© Direitos reservados à EDITORA ATHENEU – Rio de Janeiro, São Paulo, 2022.

Este livro é dedicado aos
meus filhos, Benício e Elias.

Sobre o autor

Flávio Augusto Naoum graduou-se em Medicina pela Faculdade de Medicina de Marília (1998). Realizou residência médica em Hematologia e Hemoterapia pela Santa Casa de São Paulo (2001), Mestrado em Medicina (Área de Concentração: Hematologia) pela Universidade de São Paulo (2004) e Doutorado em Medicina Interna pela Faculdade de Medicina de São José do Rio Preto (2006). Em 2008, realizou seu Pós-doutorado com foco em Hemoglobinopatias em Londres, Inglaterra (North Middlesex University Hospital e Royal London Hospital). Publicou trabalhos científicos em periódicos nacionais e internacionais e é autor dos livros *Doença das Células Falciformes* (2004), *Hematologia Laboratorial: Eritrócitos* (2005) e *Hematologia Laboratorial: Leucócitos* (2006), *Câncer: Por Que Eu?* (2012), todos em colaboração com o Prof. Dr. Paulo Cesar Naoum, além das duas edições do livro *Doenças Que Alteram os Exames Hematológicos* (2010 e 2017). Atualmente, é coordenador clínico dos cursos de Pós-graduação da Academia de Ciência e Tecnologia e médico e diretor do Instituto Naoum de Hematologia, ambos em São José do Rio Preto, SP.

Prefácio

Aprender hematologia, seja clínica ou laboratorial, é um desafio. É, sem dúvida, uma das mais belas e instigantes especialidades da medicina. Na hematologia, qualquer tema, mesmo aqueles aparentemente mais superficiais, se revestem, com frequência, de uma complexidade surpreendente em termos fisiopatológicos, clínicos e laboratoriais.

O profissional moderno que se interessa pela hematologia clínica ou laboratorial enfrenta cada vez mais o desafio de conciliar duas habilidades: a de filtrar e extrair as informações essenciais acerca de um determinado assunto e a de lidar com a complexidade inerente aos testes e procedimentos hematológicos.

Neste contexto, *Doenças Que Alteram os Exames Hematológicos*, atualmente em sua 3ª edição, é um livro já consagrado entre profissionais e estudantes da área da saúde em busca de aprendizado rápido, objetivo e prático em hematologia clínica e laboratorial. Utilizando como ponto de partida a doença e adotando uma segmentação inovadora e lógica dos principais temas em série vermelha, branca, plaquetária e de hemostasia, o livro facilita uma rápida consulta ao conteúdo durante um período de estudos na universidade, na pós-graduação, entre uma e outra consulta, ou mesmo numa bancada de laboratório.

A leitura é bastante dinâmica e apoiada por dezenas de gráficos, diagramas e tabelas, além de sinopse fisiopatológica em forma de fluxograma e fotos de esfregaços sanguíneos em praticamente todos os tópicos.

A nova edição traz as mais recentes atualizações no diagnóstico laboratorial das doenças hematológicas benignas e neoplásicas, além de outras condições patológicas que causam repercussão hematológica. Foram incluídos temas novos em hematologia maligna e benigna, com destaque para um capítulo inteiramente dedicado à COVID-19.

O meu intuito, como autor, é de que o leitor possa entender a hematologia de forma aplicada e indo direto ao ponto pretendido. Torço para que este livro contribua com o aprendizado de profissionais da saúde e cumpra o seu propósito maior, que é o de auxiliar aquele que está na outra ponta precisando de ajuda: o paciente.

FLÁVIO AUGUSTO NAOUM

Sumário

PARTE 1

Doenças que alteram o eritrograma   1

Capítulo 1   Anemias carenciais 3
Capítulo 2   Talassemias e hemoglobinopatias 15
Capítulo 3   Anemias por defeito de membrana 27
Capítulo 4   Anemias por deficiência de enzimas eritrocitárias 37
Capítulo 5   Anemias hemolíticas adquiridas não imunes 45
Capítulo 6   Anemias hemolíticas imunes 55
Capítulo 7   Anemias por falência medular 65
Capítulo 8   Outras categorias 79

PARTE 2

Doenças que alteram o leucograma   93

Capítulo 9   Processos infecciosos e inflamatórios 95
Capítulo 10   Alterações fisiológicas e medicamentos 117
Capítulo 11   Anomalias hereditárias dos leucócitos 125
Capítulo 12   Leucemias 133
Capítulo 13   Doenças linfoproliferativas 149
Capítulo 14   Neoplasias mieloproliferativas 163

PARTE 3

Doenças que alteram as plaquetas e o coagulograma   173

Capítulo 15   Plaquetopatias adquiridas e hereditárias 173
Capítulo 16   Coagulopatias adquiridas e hereditárias 203
Capítulo 17   COVID-19 225

                Referências bibliográficas 231
                Índice remissivo 237

PARTE 1

DOENÇAS QUE ALTERAM O ERITROGRAMA

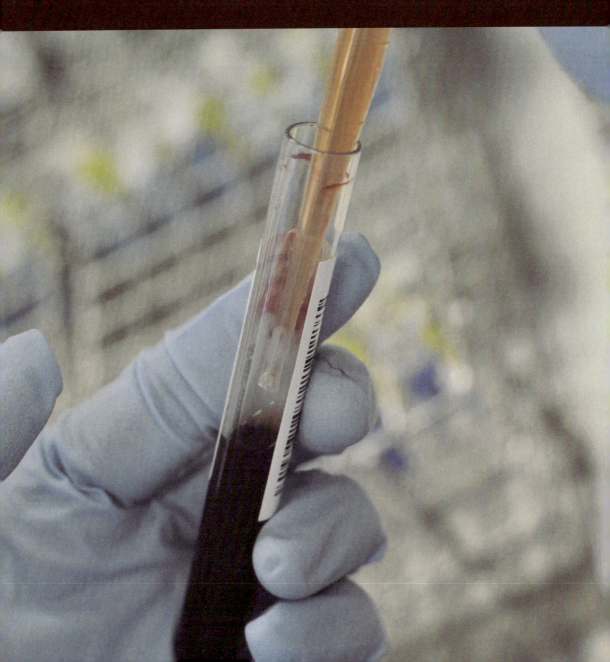

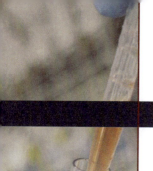
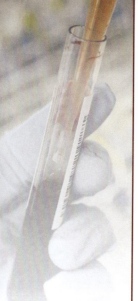

RESUMO DA PARTE 1

1 Anemias carenciais

2 Talassemias e hemoglobinopatias

3 Anemias por defeito de membrana

4 Anemias por deficiência de enzimas eritrocitárias

5 Anemias hemolíticas adquiridas não imunes

6 Anemias hemolíticas imunes

7 Anemias por falência medular

8 Outras categorias

CAPÍTULO 1

Anemias carenciais

Introdução

O ferro é um elemento importante que participa de várias reações químicas dentro e fora das células do organismo. Sua principal função é a de integrar o grupo heme juntamente com as globinas, participando assim ativamente na síntese da hemoglobina e no processo maturativo da linhagem eritroide. De fato, a medula óssea é o tecido humano que mais consome ferro e os eritrócitos, com 95% do seu volume ocupado pela hemoglobina, abrigam a maior parte do ferro corporal.

Outros dois elementos indispensáveis à eritropoiese são a vitamina B12 e o ácido fólico, que também participam da proliferação e maturação das linhagens granulocítica e megacariocítica.

Metabolismo normal do ferro, vitamina B12 e ácido fólico

Metabolismo normal do ferro

- **Ingestão:** o ferro presente nos alimentos existe sob duas formas: o ferro heme (Fe^{2+}), presente nas carnes vermelhas e de fácil absorção, e o ferro não heme (Fe^{3+}), presente em verduras, grãos e cereais, cuja absorção depende de sua conversão para Fe^{2+} pela ação do PH ácido do estômago.

- **Absorção:** diariamente são absorvidos cerca de 1 a 2 mg de ferro a partir da dieta, que é praticamente a mesma quantidade que se perde no mesmo período por descamação ou menstruação, por exemplo. A absorção do ferro ocorre principalmente na porção final do duodeno.

- **Transporte e regulação:** a disponibilização do ferro absorvido na mucosa intestinal ou estocado no sistema mononuclear fagocitário para o transporte plasmático depende da ação ferroportina, uma proteína que exporta para o plasma o ferro contido no enterócito. A atividade da ferroportina é controlada por uma outra proteína, a hepcidina, cuja função é degradar a ferroportina dentro dos enterócitos e macrófagos, controlando, por restrição, a disponibilização plasmática do ferro (Figura 1.1).

Uma vez no plasma, o transporte do ferro é realizado pela transferrina, uma proteína produzida pelo fígado, cuja síntese é inversamente proporcional ao estoque de ferro.

Distribuição corporal: em condições normais, a quantidade de ferro presente no corpo humano gira em torno de 40 a 50 mg por kg de peso, sendo que a maior parte deste elemento (30 mg/kg) está incorporada à hemoglobina (Figura 1.2). O ferro que não está incorporado à hemoglobina encontra-se principalmente armazenado nas proteínas de estoque – ferritina e hemossiderina – presentes nas células do sistema mononuclear fagocitário do fígado, baço e medula óssea, e no parênquima hepático.

Não há via de excreção para o ferro, de forma que o mesmo é perdido por meio de descamação celular, principalmente no trato gastrointestinal, e pela menstruação nas mulheres.

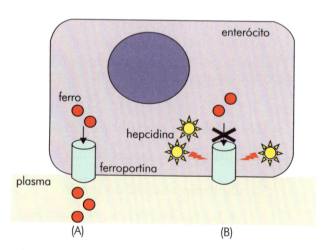

Figura 1.1 – Controle da disponibilização do ferro pelo enterócito. (A) Exportação do ferro intracelular para o plasma realizada pela ferroportina. (B) Ação controladora da hepcidina, que degrada a ferroportina e reduz a disponibilização do ferro.

Fonte: Academia de Ciência e Tecnologia (AC&T).

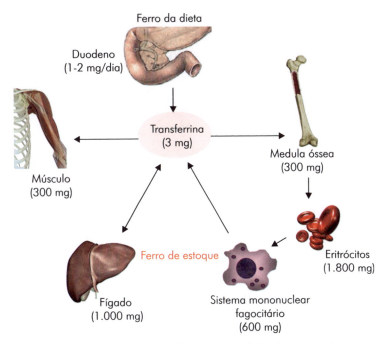

Figura 1.2 – Distribuição do ferro nos diversos tecidos e células do sangue de uma pessoa adulta. Observar a função receptora e distribuidora de ferro efetuada pela transferrina.

Fonte: Academia de Ciência e Tecnologia (AC&T).

Metabolismo normal da vitamina B12 e do ácido fólico

A Tabela 1.1 relaciona as principais características biológicas e metabólicas da vitamina B12 e do ácido fólico.

Tabela 1.1

Características metabólicas da vitamina B12 e do ácido fólico		
	Vitamina B12	**Ácido fólico**
Família metabólica	Cobalaminas	Folatos
Compostos importantes na síntese do DNA	Metilcobalamina	Tetra-hidrofolato
Alimentos	Carne animal e derivados como leite, queijo e ovos	Verduras (folhas), couve-flor, brócolis, frutas e fígado
Local de absorção	Íleo terminal (mediada pelo fator intrínseco)	Intestino delgado
Necessidade diária	2 µg/dia	200 µg/dia
Duração do estoque após interrupção da ingesta	3 a 6 anos	3 a 6 meses

Fonte: Academia de Ciência e Tecnologia (AC&T).

Dentre as funções mais importantes da vitamina B12 e do ácido fólico, destacam-se suas participações na síntese do DNA e, portanto, no processo de divisão celular. A Figura 1.3 ilustra este processo.

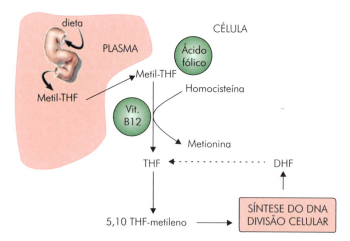

Figura 1.3 – Participação da vitamina B12 e do ácido fólico no processo de divisão celular. O ácido fólico entra na composição do metil-tetra-hidrofolato (metil-THF), que doa o grupo metil à vitamina B12 que por sua vez o transfere para a homocisteína, formando o aminoácido metionina. Esse processo termina com a formação do tetra-hidrofolato (THF), o qual é convertido em 5,10 tetra-hidrofolato metileno (5,10 THFmetileno), cuja conversão para di-hidrofolato (DHF) caracteriza-se pela produção dos compostos necessários ao processo de síntese de DNA e divisão celular.
Fonte: Academia de Ciência e Tecnologia (AC&T).

Avaliação laboratorial

Avaliação laboratorial do ferro

Os principais testes bioquímicos utilizados para avaliação do perfil de ferro são as determinações do ferro sérico, capacidade total de ligação do ferro, saturação da transferrina e da ferritina sérica (Tabela 1.2).

Tabela 1.2

Valores de referência para a determinação laboratorial das concentrações de ferro sérico, capacidade total de ligação do ferro (CTLF), saturação da transferrina e ferritina sérica

Testes laboratoriais	Valores de referência
Ferro sérico (µg/dL)	Homem: 50-180; Mulher: 50-150
CTLF (µg/dL)	250-420
Saturação da transferrina (%)	20-50
Ferritina sérica (ng/mL)	Homem: 30-400; Mulher: 30-300

Fonte: Academia de Ciência e Tecnologia (AC&T)

- **Ferro sérico:** pouco sensível na avaliação das alterações do metabolismo do ferro, mas a sua determinação é obrigatória para o cálculo da saturação da transferrina.
- **Capacidade total de ligação do ferro:** é a determinação do ferro e da capacidade de fixação do ferro não saturado por método colorimétrico. Na prática, a determinação deste parâmetro é importante para o cálculo da saturação da transferrina.
- **Saturação da transferrina:** indica a quantidade de ferro ligada à proteína de transporte transferrina. É calculada a partir da divisão do valor do ferro sérico pela capacidade total de ligação do ferro. Apresenta boa correlação com situações de deficiência e sobrecarga de ferro.
- **Ferritina sérica:** a ferritina sérica aferida laboratorialmente corresponde à menor fração dessas moléculas que, após ser produzida pelo retículo endoplasmático liso das células, é secretada no plasma ao invés de permanecer estocada no meio intracelular. Assim, a ferritina plasmática reflete a quantidade de ferro armazenado dentro das células. Entretanto, a ferritina plasmática comporta-se também como proteína de fase aguda da inflamação, sendo secretada em grande quantidade na vigência de quadros infecciosos, processos inflamatórios, neoplasias e lesão tecidual. Nessas situações, os resultados alterados são de difícil interpretação, pois não refletem adequadamente a quantidade de ferro estocada no organismo.
- **Outros parâmetros automatizados:** a determinação da hemoglobina reticulocitária é um bom parâmetro para avaliar a disponibilidade de ferro e, quando diminuída, um marcador precoce da eritropoiese deficiente em ferro. As porcentagens de eritrócitos hipocrômicos e microcíticos são também parâmetros acurados da fração de eritrócitos maduros que apresentam conteúdo insuficiente de ferro.

Avaliação laboratorial da vitamina B12 e do ácido fólico

As determinações das concentrações séricas de vitamina B12 e de ácido fólico constituem a forma mais utilizada para quantificação desses elementos, conforme mostra a Tabela 1.3.

Tabela 1.3

Valores de referência para a determinação laboratorial das concentrações séricas de vitamina B12 e ácido fólico

Testes laboratoriais	Valores de referência
Determinação sérica de vitamina B12	200-900 ng/L
Determinação sérica de ácido fólico	> 2,5 ng/mL

Fonte: Academia de Ciência e Tecnologia (AC&T).

Com base no metabolismo da vitamina B12 e do ácido fólico ilustrado pela Figura 1.3, há outros dois testes que podem avaliar de forma precoce e sensível às discretas alterações nas concentrações de vitamina B12 e ácido fólico, que são os seguintes:

- Determinação sérica do ácido metilmalônico. Valor de referência: inferior ou igual a 0,5 µmol/L.
- Homocisteína plasmática. Valor de referência: 5-14 µmol/L.

Valores de referência para a série vermelha

Os valores de referência para recém-nascidos, crianças e adultos são apresentados, respectivamente, nas Tabelas 1.4 a 1.6.

Tabela 1.4

Valores de referência para a série vermelha em recém-nascidos*

Tempo de vida	E (milhões/µL)	Hb (g/dL)	Ht (%)	VCM (fL)
Sangue do cordão	3,5-6,7	13,7-20,1	47-59	90-118
Até 96 horas	3,8-6,5	14,2-24,0	46-75	101-137
Recém-nascido	4,1-6,7	15,0-24,0	44-70	102-115

*Adaptado de Bain B, 2015.

A presença de eritroblastos é comum e fisiológica nos primeiros dias de vida dos recém-nascidos, com cerca de 3 a 10 eritroblastos em 100 leucócitos contados em RN nascidos à termo e de 25 eritroblastos em 100 leucócitos contados em RN prematuros. A presença de grande quantidade de eritroblastos por mais de 5 a 7 dias de vida pode ser um sinal de hemólise, hipóxia ou infecção aguda.

Tabela 1.5

Valores de referência para a série vermelha em crianças e adolescentes*

Tempo de vida	E (milhões/µL)	Hb (g/dL)	Ht (%)	VCM (fL)
1-24 meses	3,8-5,4	10,5-14,0	32-42	72-88
1-4 anos	3,5-5,3	10,7-15,1	31-45	72-100
5-8 anos	3,45-5,49	10,3-15,1	31-44	71-99
9-12 anos	4,11-5,49	11,3-15,3	34-44	72-99
13-18 Masc.	4,34-5,88	12,7-17,0	37-49	77-96
Fem.	3,9-5,4	11,3-15,4	35-46	75-94

* Adaptado de Bain B, 2015.

Tabela 1.6

Valores de referência para a série vermelha em adultos (>18 anos)						
Tempo de vida	**E (milhões/µL)**	**Hb (g/dL)**	**Ht (%)**	**VCM (fL)**	**HCM (pg)**	**CHCM (g/dL)**
Masc.	4,5-6,1	12,8-16,8	47-59	80-98		
Fem.	4,0-5,4	11,5-16,3	36-48	80-98	27-32	30-35
Recém-nascido	4,1-6,7	15,0-24,0	44-70	102-115		

Valor de referência para RDW: 11-15% (Masc. e Fem.).
Fonte: Academia de Ciência e Tecnologia (AC&T).

Anemia ferropriva

A deficiência de ferro é a causa de metade dos casos de anemia e é um dos problemas nutricionais mais frequentes no mundo, atingindo cerca de dois bilhões de pessoas. Essa doença é particularmente comum em crianças e gestantes. Nas mulheres, o aumento do volume menstrual é a principal causa de anemia ferropriva, enquanto as doenças do trato gastrointestinal (úlceras, gastrites, doença diverticular, etc.) respondem pela maioria dos episódios tanto em homens quanto em mulheres que já atingiram a menopausa. Além do cansaço e fraqueza característicos de qualquer anemia, a deficiência acentuada de ferro pode ocasionar estomatite angular (inflamação da mucosa da boca), queda de cabelo, unhas quebradiças e apetite por substâncias não nutritivas como terra, gelo e alimentos crus. A deficiência de ferro prejudica a eritropoiese, resultando na produção de eritrócitos com menor quantidade de hemoglobina no seu interior e, portanto, de menor volume e mais "pálidos". A contagem de reticulócitos encontra-se geralmente diminuída. No hemograma, as alterações típicas são anemia microcítica e hipocrômica, RDW elevado e, por vezes, plaquetose de discreta a moderada intensidade. A morfologia eritrocitária revela anisocitose significativa, com presença de leptócitos (eritrócitos alongados e hipocrômicos); a poiquilocitose não é tão acentuada como nas talassemias. Nas fases iniciais da doença ou se houver deficiência simultânea de vitamina B12 e ácido fólico, o VCM e o HCM podem estar normais. Quando há ferropenia, o organismo consegue inicialmente manter o aporte aos tecidos a partir da mobilização do ferro depositado na forma de estoque. Assim, a ferritina é geralmente o primeiro parâmetro a se alterar. Uma vez esgotado o estoque, começa a mobilização do ferro ligado às proteínas de transporte, em especial a transferrina, diminuindo a saturação da mesma pelo ferro. Por fim, quando não há mais ferro no estoque, nem ligado a proteínas de transporte, a concentração do ferro sérico diminui e a eritropoiese fica prejudicada. O diagnóstico diferencial deve ser feito principalmente com talassemias e anemia de doença crônica.

Sinopse fisiopatológica

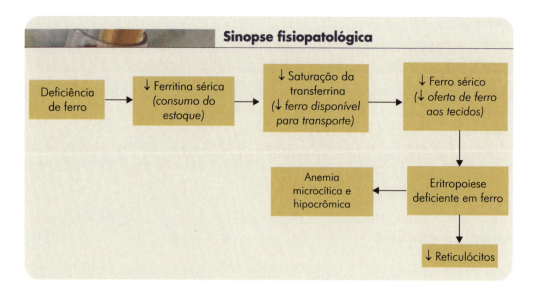

Sumário das alterações hematológicas

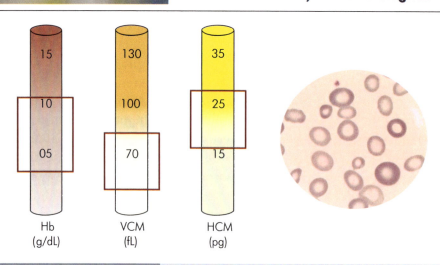

RDW	Aumentado
Contagem de reticulócitos	Diminuída
Plaquetometria	Normal ou aumentada
Ferro sérico	Diminuído
CTLF	Aumentada
Saturação da transferrina	Diminuída
Ferritina	Diminuída
Citologia	Anisocitose com frequentes micrócitos hipocrômicos e presença de leptócitos

Anemia megaloblástica

A anemia megaloblástica é causada pela deficiência de vitamina B12 e/ou ácido fólico, geralmente resultante do déficit nutricional de alimentos ricos nessas substâncias (ex.: vegetarianos, idosos institucionalizados, internação prolongada em UTIs, etc.) e má absorção decorrente de gastrectomias, ressecções intestinais e doenças inflamatórias do intestino. A anemia perniciosa é outra causa de anemia megaloblástica em que autoanticorpos são produzidos contra as células parietais do estômago, causando gastrite atrófica e reduzindo a produção do fator intrínseco, que é necessário para a absorção de vitamina B12. Além do quadro clínico pertinente à anemia, é importante destacar a possibilidade de manifestações neurológicas na deficiência de vitamina B12 (devido à degeneração da bainha de mielina dos neurônios) como parestesias, fraqueza muscular e dificuldade de deambulação. O principal mecanismo fisiopatológico nessa doença é a hemólise intramedular, que configura o quadro de eritropoiese ineficaz, caracterizado pela presença de medula óssea hipercelular associada à anemia no sangue periférico. Assim, o mielograma revela medula óssea hipercelular, com hiperplasia da série vermelha e presença de frequentes megaloblastos (eritroblastos com volume muito aumentado), além de metamielócitos e bastonetes gigantes. No hemograma, a principal apresentação é a pancitopenia, uma vez que a restrição no processo de divisão celular causado pela doença não se restringe apenas à série vermelha. A anemia é acompanhada de macrocitose de moderada a acentuada intensidade (VCM 110-130 fL), com frequentes macro-ovalócitos, além de anisocitose e poiquilocitose evidentes. Frequentemente, a macrocitose precede a anemia por meses ou anos, embora 30% a 50% dos pacientes não apresentem macrocitose significativa. Outra alteração citológica precoce e relevante nessa doença é a presença de neutrófilos hipersegmentados (com mais de 5 lóbulos nucleares) em número elevado ($\geq$ 5% dos leucócitos totais). A fisiopatologia deste fenômeno, antigamente descrito como desvio à *direita*, ainda não está esclarecida. A investigação adicional revela reticulocitopenia e elevação acentuada da DHL (devido à hemólise dos precursores hematopoiéticos), e a confirmação diagnóstica se dá pelos valores reduzidos de vitamina B12 (< 100 ng/L) e de ácido fólico (< 5 ng/mL). Alternativamente, a deficiência de vitamina B12 também pode ser detectada por concentrações aumentadas de ácido metilmalônico, enquanto a elevação da concentração sérica da homocisteína reflete a deficiência de um ou ambos os elementos. O diagnóstico diferencial de macrocitose com ou sem anemia inclui alcoolismo, hepatopatia, anemia hemolítica, síndrome mielodisplásica, hipotireoidismo, entre outros.

Sinopse fisiopatológica

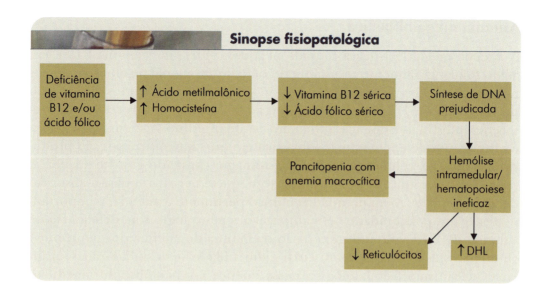

Sumário das alterações hematológicas

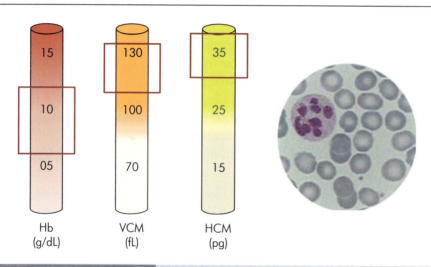

Hb (g/dL) — VCM (fL) — HCM (pg)

RDW	Normal ou aumentado
Contagem de reticulócitos	Diminuída
Leucometria	Diminuída
Plaquetometria	Diminuída
DHL	Muito aumentado
Concentração de vitamina B12 e ácido fólico	Diminuição isolada ou conjunta
Citologia	Anisocitose com frequentes macrócitos e macrovalócitos; presença de neutrófilos hipersegmentados

Anemia por má-absorção

A anemia é um sinal comum de doenças e situações que cursam com má-absorção. Anemia pós-cirurgia bariátrica, gastrectomia, ressecção intestinal, hérnia de hiato e doenças inflamatórias intestinais. Quanto às doenças inflamatórias intestinais, cerca de metade dos pacientes com doença celíaca apresenta anemia ferropriva, muitas vezes sem sintomas intestinais associados; por outro lado, o acometimento ou ressecção de parte íleo na doença de Crohn, geralmente resulta em anemia megaloblástica. Com relação aos procedimentos cirúrgicos, gastrectomias e cirurgias bariátricas reduzem consideravelmente a secreção do suco gástrico e a produção do fator intrínseco, prejudicando, respectivamente, a absorção do ferro e da vitamina B12 dos alimentos. Se a cirurgia for feita com

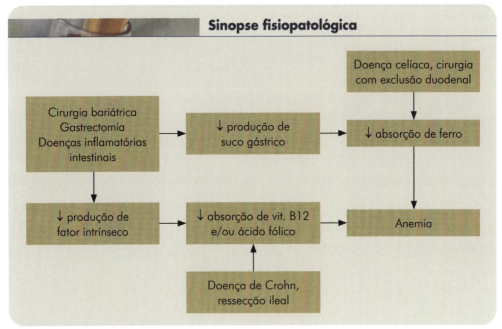

Fonte: Academia de Ciência e Tecnologia (AC&T).

Sumário das alterações hematológicas

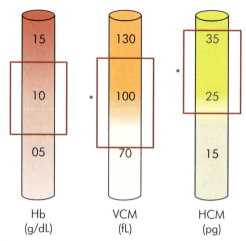

*A presença de micro ou macrocitose, bem como hipo ou normocromia dependerá do déficit predominante. Nas anemias mistas (p. ex.: deficiência conjunta de ferro e vitamina B12), é possível normocromia e normocitose.
Fonte: Academia de Ciência e Tecnologia (AC&T).

RDW	Normal ou aumentado
Contagem de reticulócitos	Diminuída
Leucometria	Normal ou diminuída (se anemia megaloblástica)
Plaquetometria	Normal ou diminuída (se anemia megaloblástica)
DHL	Normal ou aumentado (se anemia megaloblástica)
Citologia	Variável, dependendo do quadro predominante (deficiência de ferro, vitamina B12 ou ácido fólico)

bypass gástrico, a absorção de ferro fica ainda mais prejudicada pela exclusão do duodeno do trânsito intestinal.

CAPÍTULO 2

Talassemias e hemoglobinopatias

Introdução

As hemoglobinas são proteínas que compõem mais de 95% do volume do glóbulo vermelho e têm como função primordial, o transporte do oxigênio proveniente dos pulmões para as células e tecidos do organismo. Cada molécula de hemoglobina consiste em um tetrâmero, composto por duas cadeias de globinas alfa (α) e duas de globinas não alfa, em que cada uma delas encontra-se associada a um grupo heme, formado por um anel de porfirina com átomos de ferro em seu interior (Figura 2.1).

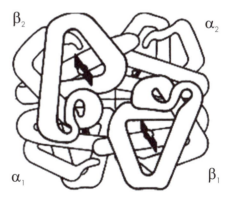

Figura 2.1 – Representação esquemática da estrutura da hemoglobina composta por duas cadeias alfa (α) e duas cadeias beta (β), com um grupo heme no interior de cada uma delas.

Fonte: Naoum PC. Hemoglobinopatias e talassemias. São Paulo: Sarvier; 1997, p. 171.

Em condições normais, as hemoglobinas são sintetizadas principalmente pela ação dos genes das globinas α (no cromossomo 16) e das globinas β, δ e γ (no cromossomo 11). Assim, a combinação entre as globinas α com as globinas β, δ e λ formam, respectivamente, as hemoglobinas A, A$_2$ e Fetal. A Figura 2.2 ilustra esse processo.

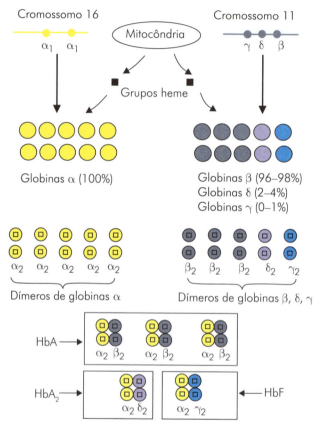

Figura 2.2 – Esquematização hipotética da formação equilibrada entre globinas alfa (α) e não alfa (β, δ e γ) após o sexto mês de vida.

Fonte: Academia de Ciência e Tecnologia (AC&T).

Metabolismo normal das hemoglobinas

Quase todo o oxigênio transportado pelo sangue está ligado à hemoglobina. Ao passarem pelos pulmões, os eritrócitos têm suas moléculas de hemoglobinas saturadas em 96% de oxigênio (oxiemoglobina do sangue arterial) que será gradualmente liberado para os tecidos. No sangue venoso, que retorna ao coração, a hemoglobina está apenas 64% saturada de oxigênio. Assim, o sangue que passa através dos tecidos libera perto de um terço do oxigênio que transporta.

A HbA é a molécula mais representativa e mais capacitada para as funções de troca gasosa e manutenção do equilíbrio acidobásico. A HbA$_2$ é considerada a mais estável, sob o ponto de vista de estrutura molecular e a Hb Fetal é fisicamente menos estável, porém apresenta maior afinidade pelo oxigênio.

Fisiopatologia das talassemias e hemoglobinopatias

As talassemias são um grupo heterogêneo de doenças genéticas causadas pela redução da síntese de globinas alfa (α) e não alfa (β, δ ou γ). Assim, as formas mais comuns de talassemias se devem à redução de globina alfa ou de globina beta, situações que originam as talassemias alfa ou beta, respectivamente. A redução da síntese de um tipo de globina impede o pareamento adequado com as demais globinas que estão sendo sintetizadas normalmente. O excesso de globinas não pareadas tende a formar precipitados dentro das hemácias (corpos de Heinz, hemoglobina H, etc.) que acabam lesando a membrana celular, favorecendo a ocorrência de hemólise (Figura 2.3).

É importante ressaltar que a fisiopatologia das formas leves, intermediárias e graves das talassemias, notadamente as do tipo beta, está pautada no fenômeno da **eritropoiese ineficaz**, em que o principal componente responsável pela anemia dos pacientes é a hemólise intramedular, ou seja, destruição dos precursores eritroides mal formados dentro da medula óssea. De menor importância fisiopatológica em relação à intensidade da anemia, encontra-se a parcela de hemólise que ocorre na periferia, principalmente no baço.

Outro aspecto interessante na fisiopatologia das talassemias é a co-herança entre alfa e beta-talassemia, que reduz a intensidade do desequilíbrio entre as globinas α e β, pois ambas têm sua síntese reduzida. Esse fato faz com que as repercussões clínicas e laboratoriais dessa doença sejam atenuadas.

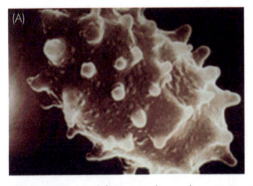 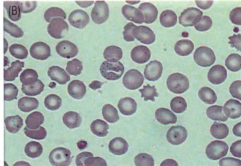

Figura 2.3 – A: deformação da membrana eritrocitária pela precipitação de hemoglobina desnaturada (corpos de Heinz) visualizada por microscopia eletrônica de varredura. B: anisopoiquilocitose no sangue periférico de paciente com talassemia.

Fonte: Naoum PC. Eletroforese: técnicas e diagnósticos, 2ª ed. São Paulo: Santos Livraria Editora; 1999, p. 154.

A **doença falciforme** compreende um grupo de doenças caracterizadas pela herança da hemoglobina S em homozigose, denominada de anemia falciforme (SS), ou em duplas heterozigoses compostas com outras variantes (hemoglobinopatia SC e SD) ou interativas com talassemias (Sβ-talassemia, anemia falciforme com α-talassemia), entre outras.

A HbS resulta de uma troca de bases nitrogenadas, que causa a substituição do ácido glutâmico, pela valina na posição 6, do agrupamento gênico da globina beta, localizado no cromossomo 11. Em situações de hipóxia, os componentes da valina mutante são expostos e interagem com aminoácidos de outras globinas beta, dando início ao fenômeno da polimerização, que altera a morfologia do eritrócito, tornando-o alongado e, por vezes, curvo, com formato de foice (*sickle* em inglês, de cuja primeira letra foi extraído o termo Hb "S") (Figura 2.4).

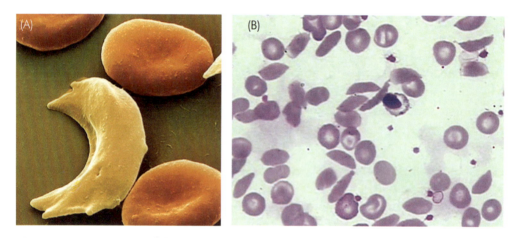

Figura 2.4 – A: eritrócito "falcizado" em foto por microscopia eletrônica de varredura. B: esfregaço de sangue periférico de paciente com anemia falciforme, evidenciando eritrócito "falcizado" (ao centro).
Fonte: Fonte: Naoum PC. Hemoglobinopatias e talassemias. São Paulo: Sarvier; 1997, p. 171.

Avaliação laboratorial

Os métodos mais utilizados para avaliar os diferentes tipos de hemoglobinas são a eletroforese de hemoglobinas em pH alcalino e a cromatografia líquida de alta pressão (HPLC). Essas análises permitem o fracionamento dos principais genótipos de hemoglobinas variantes e talassemias. As avaliações podem ser qualitativas ou quantitativas, podendo em algumas situações supor que determinada fração de hemoglobina esteja elevada. A Figura 2.5 mostra a eletroforese alcalina de hemoglobinas com nove aplicações de amostras de sangue hemolisado com saponina a 1%.

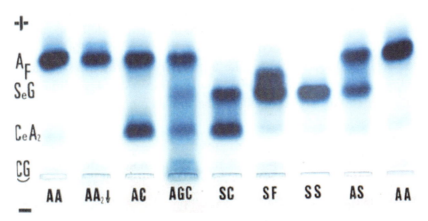

Figura 2.5 – Fracionamento de vários genótipos de hemoglobinas em eletroforese de agarose alcalina pH 9,0. Tomando-se a HbAA (casos 1 e 9) como padrão, é possível observar a HbA$_2$ diminuída em paciente com ferropenia (caso 2), a dupla heterozigose de HbAGC (caso 4) com quatro frações, e as variantes AC (caso 3), SC (caso 5), SF (caso 6), SS (caso 7) e AS (caso 8).

Fonte: Academia de Ciência e Tecnologia (AC&T).

A cromatografia líquida de alta *performance* (HPLC) é um outro recurso bastante útil na identificação das variantes das hemoglobinas e permite a análise de um número grande de amostras em curto espaço de tempo.

A pesquisa intraeritrocitária de HbH, realizada após 30-60 minutos de incubação a 37 °C com azul de cresil brilhante, é um teste muito útil no diagnóstico da alfa-talassemia. Por meio desse exame, é possível identificar uma célula positiva para cada 250 a 500 pesquisadas nos portadores de traço alfa-talassêmico, e uma quantidade consideravelmente maior na doença da HbH. Os eritrócitos "positivos" caracterizam-se pela presença dos precipitados de hemoglobina H no seu interior, dispostos de forma homogênea, com aspecto semelhante ao de uma bola de golfe (Figura 2.6).

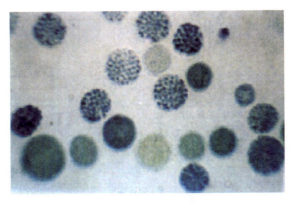

Figura 2.6 – Precipitados intraeritrocitários de HbH em sangue de portador do traço alfa-talassêmico.
Fonte: Academia de Ciência e Tecnologia (AC&T).

A identificação das mutações e outras alterações genéticas responsáveis pelos diferentes tipos de talassemia por meio das técnicas de biologia molecular representa o método diagnóstico mais sensível para este fim. Entretanto, apesar de muito preciso, a biologia molecular ainda não é utilizada de forma rotineira devido a limitações importantes relacionadas a custo e aplicabilidade, uma vez que há mais de 120 mutações relacionadas a talassemia alfa e mais de 200 relacionadas a talassemia beta.

Na realidade, a confirmação diagnóstica dos diferentes tipos de talassemias e hemoglobinopatias é possível na grande maioria dos casos aliando-se técnicas como a citologia, eletroforese de hemoglobinas e HPLC. Para os raros casos em que há dificuldade diagnóstica, recomenda-se o estudo dos pais do paciente e, naqueles que persistem sem definição, aconselha-se utilizar o recurso da biologia molecular.

Talassemia alfa

A talassemia alfa é a doença monogênica mais comum no mundo, especialmente no sudeste Asiático, Oriente Médio e África subsaariana, em que a prevalência da talassemia alfa mínima é superior a 30% na população; no Brasil, a prevalência é variável e pode chegar a 20% da população. A alteração genética que origina a talassemia alfa é causada pela deleção total (α^0) ou parcial (α^+) de um ou mais genes alfa, fato que prejudica a síntese de globinas alfa, gerando o desequilíbrio em relação às outras globinas que continuam sendo sintetizadas normalmente. No período fetal e logo após o nascimento esse desequilíbrio determina a precipitação de globinas gama em excesso, formando um tetrâmero anormal que é identificado pela hemoglobina Bart's. Após o sexto mês de vida, predomina a precipitação de globinas beta excedentes, que origina a hemoglobina H. Nessas situações, a precipitação de globinas nos eritroblastos e eritrócitos pode levar ao quadro de anemia hemolítica. A repercussão laboratorial nos índices hematimétricos geralmente não é notada até que ocorra a lesão de dois genes alfa, embora a identificação da HbH por meio da eletroforese de hemoglobinas seja possível nessa fase. A sintomatologia clínica torna-se evidente e significativa na doença da HbH, que resulta da deleção de três genes alfa. Nessa doença, em que a proporção de HbH pode atingir até 20%, o paciente usualmente apresenta anemia microcítica e hipocrômica de moderada intensidade, com acentuada anisopoiquilocitose, esplenomegalia e necessidade de transfusões ocasionais. Por fim, a deleção dos quatro genes alfa leva a um quadro extremamente grave de hidropsia fetal, que resulta inevitavelmente na morte intrauterina ou logo após o nascimento. O diagnóstico da talassemia alfa é geralmente confirmado pela identificação da Hb Bart's ou HbH na eletroforese de hemoglobinas, pesquisa intraeritrocitária de HbH após incubação com azul de cresil brilhante ou por métodos de biologia molecular.

Sinopse fisiopatológica

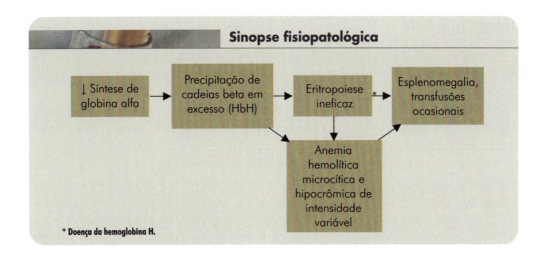

* Doença da hemoglobina H.

Sumário das alterações hematológicas
(exceto traço alfatalassêmico)

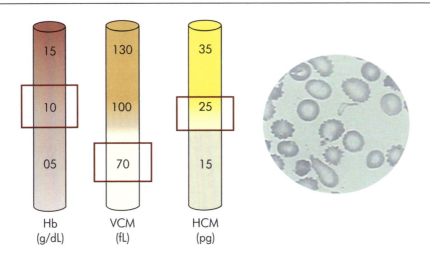

RDW	Normal ou aumentado
Contagem de reticulócitos	Normal ou aumentada
DHL	Aumentado
Bilirrubina indireta	Aumentada
Eletroforese de hemoglobinas	HbH (~0,5 a 20%)
Pesquisa intraeritrocitária da HbH	Positiva
Citologia	Anisopoiquilocitose discreta nas formas leves, e de moderada a acentuada intensidade na doença da HbH, com frequentes eritroblastos circulantes

Talassemia beta

A talassemia beta é uma alteração genética, cuja forma heterozigota, ou talassemia beta menor, é muito prevalente nas regiões banhadas pelo Mar Mediterrâneo, acometendo cerca de 10% dessa população; no Brasil a prevalência é de 0,7%, mas pode chegar a 5% em determinadas regiões que tiveram colonização italiana. As talassemias beta são mais heterogêneas do que as do tipo alfa e resultam da redução total (β^0) ou parcial (β^+) da síntese de globinas beta, com consequente agregação e precipitação das globinas alfa em excesso que estão sendo produzidas normalmente nos precursores eritroides. Os heterozigotos são portadores de talassemia beta menor, uma condição geralmente assintomática, em que a anemia, quando presente, é de discreta intensidade, apesar da microcitose, hipocromia e poiquilocitose significativas. A talassemia beta maior é a doença que acomete os homozigotos e caracteriza-se por anemia muito acentuada desde a infância, que provoca hiperplasia de medula óssea com deformações ósseas, déficit de crescimento, além da necessidade de transfusões regulares de concentrados de hemácias. O elevado volume transfusional recebido induz inevitavelmente à sobrecarga de ferro que, se não tratada, causa lesões cardíacas e hepáticas que podem levar ao óbito. A denominação talassemia intermédia é clínica, uma vez que pode resultar tanto da herança em hétero como em homozigose, e é composta por um espectro clínico amplo que abrange desde um quadro clínico discretamente mais intenso que o da talassemia menor, até um fenótipo grave próximo ao da talassemia maior. Na eletroforese de hemoglobinas, o leve desequilíbrio na síntese de globinas observado na talassemia beta menor resulta na elevação da HbA_2. Na talassemia beta maior, a diminuição (β^+) ou ausência (β^0) de síntese de globinas beta se reflete também na diminuição ou na ausência de HbA e, consequentemente, a HbF se destaca e se mostra elevada nas dosagens laboratoriais. A talassemia beta intermédia caracteriza-se por elevações variáveis da HbF, uma vez que há produção de quantidades variáveis de globinas beta.

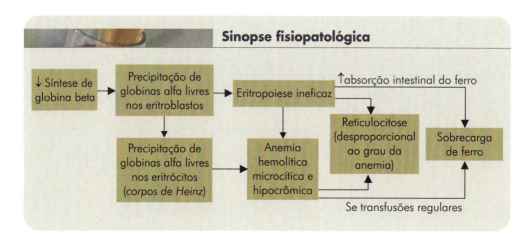

Sumário das alterações hematológicas

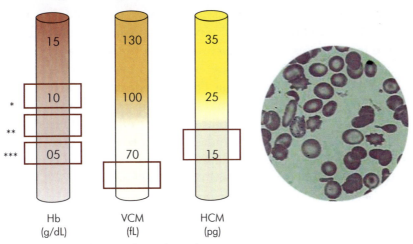

*Talassemia beta menor; **Talassemia beta intermédia; ***Talassemia beta maior.

RDW	Normal ou aumentado
Contagem de reticulócitos	Aumentada
DHL	Aumentado
Bilirrubina indireta	Aumentada
Eletroforese de hemoglobinas	Elevação de HbA$_2$ (4% a 7%) na talassemia beta menor; elevação de HbF entre 10% e 40% na talassemia beta intermédia e > 40% na talassemia beta maior
Citologia	Anisopoiquilocitose evidente, pontilhado basófilo e frequentes eritroblastos circulantes nas formas intermediárias e graves

Doença falciforme

No Brasil, a HbS está presente na forma de traço (HbAS) em cerca de 4% da população geral e em até 10% dos afrodescendentes, e estima-se o nascimento de 3.500 crianças com anemia falciforme ao ano no país. Esses números configuram a doença falciforme como um problema de saúde pública. O fenômeno da polimerização da HbS altera a morfologia eritrocitária e lesa a membrana, prejudicando consideravelmente a deformabilidade do eritrócito, especialmente na travessia de vasos de pequeno calibre. Essas alterações favorecem a ocorrência de episódios vaso-oclusivos que, juntamente com a anemia, representam a base das principais complicações observadas nos pacientes com doença falciforme. Entre as complicações, destacam-se crises dolorosas, acidente vascular cerebral, síndrome torácica aguda, osteonecrose, além de asplenia funcional, o que eleva o risco de infecções. As alterações laboratoriais são frequentemente variáveis na doença falciforme e, obviamente, influenciadas pelo padrão de herança. O eritrograma na anemia falciforme (SS) revela geralmente anemia normocítica e normocrômica de moderada a acentuada intensidade. Dependendo do número de reticulócitos na amostra, pode haver tendência a macrocitose. Na co-herança entre HbS e talassemia (alfa ou beta), esta última é responsável pela redução característica do VCM e do HCM no hemograma dos pacientes. Assim, quanto mais intenso o componente talassêmico, maior a microcitose e a hipocromia. O traço falciforme é assintomático e não cursa com alterações no hemograma. A citologia dos eritrócitos na doença falciforme revela a presença de vários eritrócitos falcizados e, na associação com talassemia, notam-se também esquizócitos, eritrócitos em alvo, equinócitos, acantócitos, entre outros. A natureza hemolítica dessa doença torna comum a observação de policromasia e eritroblastos circulantes no sangue periférico. A disfunção esplênica pode ser indiretamente atestada pela presença de corpos de Howell-Jolly (fragmentos do núcleo dos eritroblastos decorrentes da eritropoiese acelerada) em alguns eritrócitos. Mesmo em condições basais, a leucometria encontra-se geralmente elevada nos portadores de doença falciforme devido ao estado pró-inflamatório associado à doença e também pela presença de grande quantidade de eritroblastos circulantes, muitas vezes contados como linfócitos pelos contadores automatizados. A eletroforese de hemoglobinas aliada às alterações hematimétricas e citológicas são suficientes para confirmar o diagnóstico na maioria dos casos suspeitos de doença falciforme.

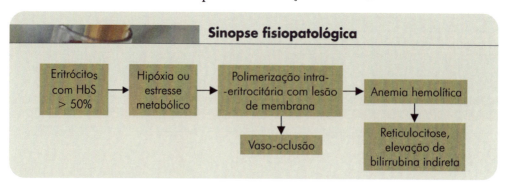

Sinopse fisiopatológica

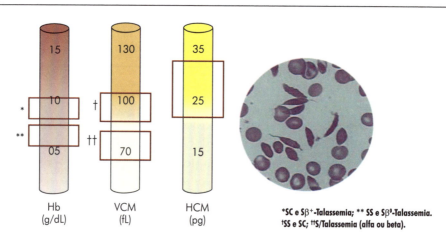

Sumário das alterações hematológicas

*SC e Sβ⁺-Talassemia; ** SS e Sβ⁰-Talassemia.
†SS e SC; ††S/Talassemia (alfa ou beta).

RDW	Normal ou aumentado
Contagem de reticulócitos	Aumentada
DHL	Aumentado
Bilirrubina indireta	Aumentada
Eletroforese de hemoglobinas	SS (HbS > 90%); Sβ⁺-Talassemia (HbA + HbS e HbF 5-10%); Sβ⁰-Talassemia (HbS + HbF 5-20%); SS com persistência hereditária de HbF (HbS + HbF 15-30%)
Citologia	Anisopoiquilocitose, hemácias falcizadas, corpos de Howell-Jolly, eritroblastos circulantes

Hemoglobinopatia C

A exemplo da HbS, a HbC é também uma variante com baixa afinidade pelo oxigênio resultante de uma mutação na posição 6 do agrupamento gênico da beta-globina. Geralmente, as formas com repercussões clínicas e laboratoriais significativas decorrem da herança em homozigose (CC) ou em associação com a HbS (SC) e talassemias. Indivíduos portadores do traço C (HbC < 50%) são assintomáticos e não apresentam anemia ou alteração de VCM, embora seja possível a observação de hemácias em alvo no esfregaço sanguíneo. Em contrapartida, os homozigotos (CC) cursam com anemia geralmente microcítica e de discreta intensidade, esplenomegalia, reticulocitose moderada, além de frequentes hemácias em alvo e, ocasionalmente, cristais de HbC. Da mesma forma, na associação entre HbC e talassemia beta (HbCF) ocorre anemia microcítica e hipocrômica de grau discreto.

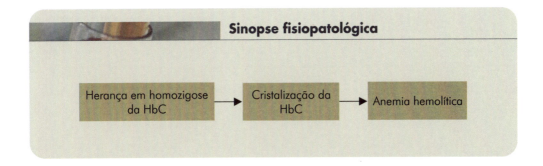

Sumário das alterações hematológicas

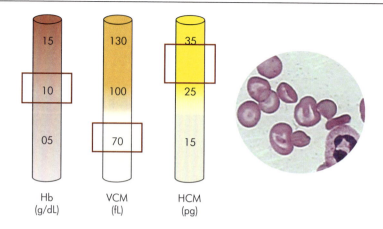

RDW	Normal ou aumentado
Contagem de reticulócitos	Aumentada
DHL	Aumentado
Bilirrubina indireta	Aumentada
Eletroforese de hemoglobinas	CC (HbC > 90%) ou CF (HbC/talassemia beta)
Citologia	Anisopoiquilocitose variável, com frequentes hemácias em alvo

CAPÍTULO 3

Anemias por defeito de membrana

Introdução

A habilidade do eritrócito em manter seu formato discoide, elasticidade e deformabilidade na circulação, sob constante pressão e tensão mecânica, é atribuída aos componentes da membrana celular.

Composição da membrana eritrocitária

A estrutura da membrana eritrocitária consiste numa dupla camada lipídica entremeada por um emaranhado de proteínas específicas. O componente lipídico da membrana, composto por fosfolipídeos e colesterol, é responsável pela barreira hidrofóbica que se forma para separar os meios intra e extracelulares, ao passo que as proteínas mantêm o formato do eritrócito.

Assim, a rede proteica da membrana eritrocitária é responsável pelas propriedades mecânicas de resistência e flexibilidade do eritrócito. Essa rede, denominada de citoesqueleto, compreende as proteínas espectrina, proteína 4.1 e actina, que estão conectadas entre si. A proteína banda 3 está ligada ao citoesqueleto por meio da associação com a anquirina e é fundamental para garantir a homeostase eritrocitária, uma vez que regula as vias metabólicas, atuando como transportadora de ânions.

Algumas dessas proteínas estão embebidas no núcleo hidrofóbico da camada lipídica da membrana (proteínas integrais), enquanto outras, como a espectrina, são extrínsecas (proteínas periféricas), embora possam se associar a protusões das proteínas integrais. Além disso, algumas proteínas integrais atravessam completamente a membrana (proteínas transmembranas) e entram em contato com a espectrina na superfície interna da membrana.

As consequências fisiopatológicas e clínicas das doenças da membrana eritrocitária podem resultar de defeitos nas interações entre o esqueleto da membrana e a dupla camada lipídica (interações verticais) ou daquelas envolvendo os componentes do citoesqueleto (interações horizontais) (Figura 3.1).

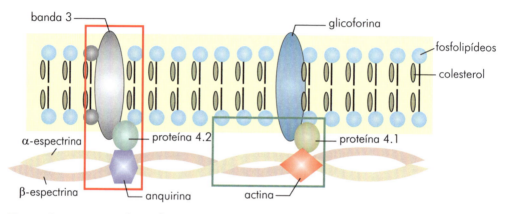

Figura 3.1 – Proteínas da membrana eritrocitária e suas interações. A interação vertical (quadrado vermelho) inclui a espectrina, anquirina, proteína 4.2 e banda 3. A interação horizontal (quadrado verde) inclui a espectrina, proteína 4.1 e actina.

Fonte: Academia de Ciência e Tecnologia (AC&T).

A esferocitose hereditária está associada a defeitos nas interações verticais ao passo que a eliptocitose e a piropoiquilocitose hereditárias estão associadas a defeitos na interação horizontal.

Avaliação laboratorial

Teste de fragilidade osmótica: o teste de fragilidade osmótica mede a intensidade de hemólise dos eritrócitos submetidos às soluções de NaCl em concentrações que variam de 0,1% a 0,9%. Nesse teste, o sangue coletado preferencialmente em heparina é colocado equitativamente em tubos com diferentes concentrações de NaCl, procedendo-se a homogeneização, seguida de repouso por 10 a 30 minutos, após o que é lido espectrofotometricamente em 540 nm. Os resultados são então expressos em porcentagens de hemólise e colocados em forma de gráfico (curva de fragilidade osmótica) (Figura 3.2). Em condições normais, os eritrócitos apresentam graus de hemólise que se intensificam à medida que a concentração de NaCl diminui, conforme mostra a Tabela 3.1.

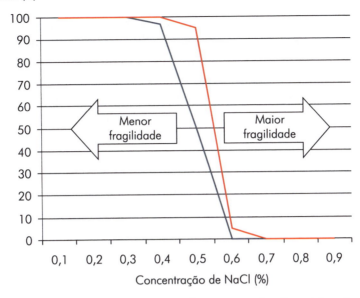

Figura 3.2 – Curva de fragilidade osmótica com os valores mínimos (azul) e máximos (vermelho) da normalidade. As setas indicam a interpretação de resultados anormais.

Fonte: Academia de Ciência e Tecnologia (AC&T).

Tabela 3.1

Teste de fragilidade osmótica. Intervalos normais para valores de hemólise em função da concentração de NaCl

% NaCl	% hemólise em eritrócitos normais
0,9	0
0,8	0
0,7	0
0,6	0
0,5	0 a 5
0,4	50 a 95
0,3	97 a 100
0,2	100
0,1	100

Fonte: Academia de Ciência e Tecnologia (AC&T)

Anemias por defeito de membrana

Esferocitose hereditária

O padrão de herança da esferocitose hereditária é autossômico dominante. Nessa doença, o defeito encontra-se nas interações verticais das proteínas de membrana, envolvendo principalmente os genes que codificam a banda 3 e a espectrina, embora outras proteínas como a anquirina e a proteína 4.2 também possam ser afetadas. A deficiência ou disfunção de qualquer uma dessas proteínas resulta na perda de área de superfície, tornando o eritrócito esferocítico e osmoticamente frágil, sendo facilmente retido e destruído no baço. O quadro clínico é variável e caracteriza-se por anemia, icterícia e esplenomegalia. Na esferocitose hereditária, a anemia é geralmente normocítica e normocrômica, com valores frequentemente elevados de CHCM e RDW. Observam-se também reticulocitose e elevação da bilirrubina indireta, que repercutem o processo hemolítico; o teste de Coombs direto é negativo e auxilia no diagnóstico diferencial com anemia hemolítica autoimune. Os achados citológicos são típicos, com presença de esferócitos (eritrócitos densos, arredondados e hipercrômicos, sem palidez central) em grande quantidade nas formas graves, e de 10% a 20% nas formas mais brandas. O teste de fragilidade osmótica é muito útil no diagnóstico dessa doença e revela a maior fragilidade dos eritrócitos, desviando a curva do gráfico de fragilidade osmótica para a direita. Cerca de 25% dos pacientes com esferocitose hereditária apresentam resultados normais no teste de fragilidade osmótica, situação em que a incubação a 37 °C por 24 h pode ser valiosa na confirmação diagnóstica. Nos casos que permanecem indefinidos outros testes podem ser utilizados, como o teste de lise em ácido glicerol, ectacitometria em gradiente osmótico, testes de ligação em eosina-5-maleimido e eletroforese em gel de poliacrilamida na presença de sulfato de dodecil de sódio (SDS-PAGE), que é útil na identificação da proteína defeituosa. A esplenectomia corrige a anemia na maioria dos pacientes que necessitam de tratamento.

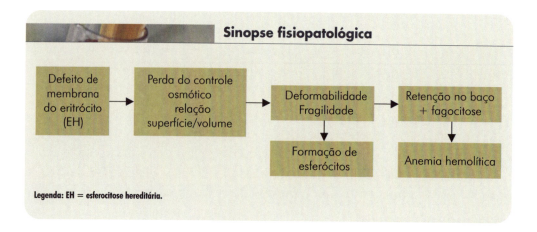

Legenda: EH = esferocitose hereditária.

Sumário das alterações hematológicas

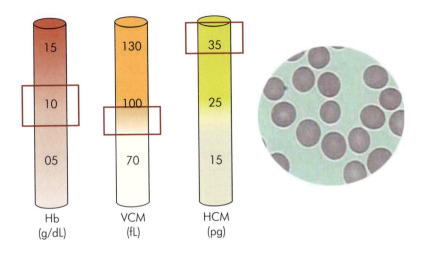

RDW	Normal ou elevado
CHCM	Elevado
Contagem de reticulócitos	Aumentada
DHL	Aumentado
Bilirrubina indireta	Aumentada
Teste de fragilidade osmótica	Fragilidade aumentada
Citologia	Frequentes esferócitos e microesferócitos

Eliptocitose hereditária

A eliptocitose hereditária resulta de defeitos nas proteínas espectrina e proteína 4.1, que fazem parte das interações horizontais entre os componentes do citoesqueleto eritrocitário. Nessa doença, a espectrina encontra-se normal em termos quantitativos, porém anormal em termos estruturais. Quadros hemolíticos ocorrem em cerca de 10% a 15% dos portadores de eliptocitose hereditária; nesses casos, podem ocorrer anemia, icterícia e esplenomegalia. A presença de até 15% de eliptócitos é possível em condições normais; entretanto, na eliptocitose hereditária, os eliptócitos perfazem mais de 25% do total de eritrócitos. Em geral, os eritrócitos são normocíticos e normocrômicos, e a curva de fragilidade osmótica é normal.

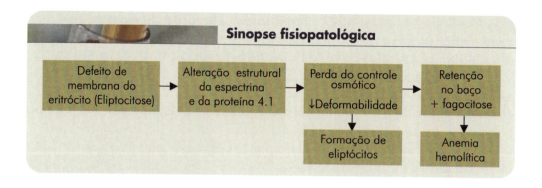

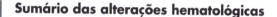

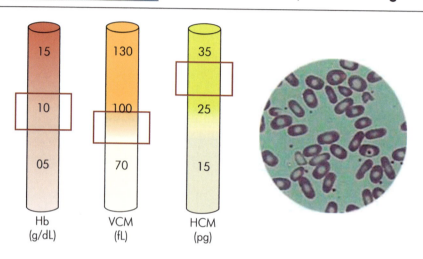

RDW	Normal ou aumentado
CHCM	Normal
Contagem de reticulócitos	Aumentada
DHL	Aumentado
Bilirrubina indireta	Aumentada
Teste de fragilidade osmótica	Normal
Citologia	Eliptócitos frequentes (> 25% do total de eritrócitos)

Piropoiquilocitose hereditária

Assim como a eliptocitose hereditária, a piropoiquilocitose hereditária também se origina a partir de defeitos nas proteínas espectrina e proteína 4.1, que fazem parte das interações horizontais entre os componentes do citoesqueleto eritrocitário. Nessa doença, a espectrina além de ter anormalidades em sua estrutura também se encontra em quantidade diminuída, causando anisopoiquilocitose muito acentuada e instabilidade térmica. A sintomatologia clínica geralmente se manifesta ainda na infância com icterícia, esplenomegalia e anemia significativa, muitas vezes com necessidade de transfusão sanguínea. No eritrograma, o VCM geralmente encontra-se entre 25 e 55 fL e os eritrócitos assemelham-se aos das vítimas de queimaduras, com muitos microesferócitos, eliptócitos, ovalócitos e uma grande variedade de formas representando fragmentos de eritrócitos distorcidos. Os testes de sensibilidade térmica mostram fragmentação eritrocitária a 45°C, abaixo, portanto, do esperado para eritrócitos normais (acima de 49°C). Além disso, há aumento da fragilidade osmótica, especialmente após incubação, e resultados elevados no teste de auto-hemólise.

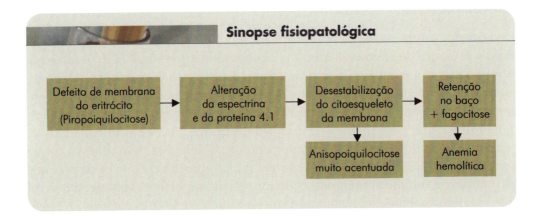

Sinopse fisiopatológica

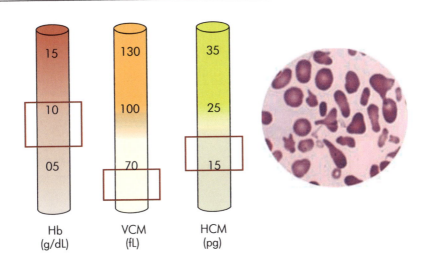

Sumário das alterações hematológicas

Anemias por defeito de membrana 33

RDW	Aumentado
CHCM	Normal
Contagem de reticulócitos	Aumentada
DHL	Aumentado
Bilirrubina indireta	Aumentada
Teste de fragilidade osmótica	Fragilidade aumentada
Citologia	Anisopoiquilocitose acentuada com microesferócitos, eliptócitos, ovalócitos, esquizócitos, entre outras

Estomatocitose hereditária

Essa doença caracteriza-se pela alteração da permeabilidade da membrana a cátions e presença de anemia de discreta a moderada intensidade. Em geral, o padrão de herança é autossômico dominante. A alteração da permeabilidade da membrana eritrocitária nessa patologia faz com que haja o aumento da concentração de sódio dentro da célula com consequente elevação da concentração de água intracelular para manter o equilíbrio osmótico. Os eritrócitos tornam-se, portanto, inchados, e seu halo se reduz em forma de fenda, assumindo a característica morfológica de estomatócito no sangue periférico. Os estomatócitos são células de volume aumentado e menor relação superfície/volume, o que reduz sua deformabilidade, facilitando sua destruição pelos macrófagos no baço. Além da anemia, o eritrograma revela macrocitose e valores geralmente reduzidos de CHCM. Há também reticulocitose e, em alguns casos, os estomatócitos representam 10% a 50% do total de eritrócitos. A fragilidade osmótica e o teste de auto-hemólise estão alterados na estomatocitose hereditária.

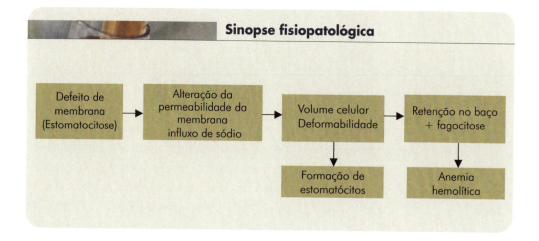

Sumário das alterações hematológicas

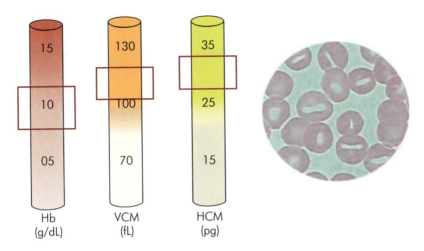

RDW	Normal ou aumentado
CHCM	Diminuído
Contagem de reticulócitos	Aumentada
DHL	Aumentado
Bilirrubina indireta	Aumentada
Teste de fragilidade osmótica	Fragilidade aumentada
Citologia	Estomatócitos frequentes (> 10% do total de eritrócitos)

Xerocitose hereditária

Essa doença, com padrão de herança geralmente autossômico dominante, caracteriza-se pela alteração da permeabilidade da membrana a cátions e presença de anemia de discreta a moderada intensidade. O quadro clínico da xerocitose hereditária é semelhante ao das outras anemias hemolíticas crônicas e o mecanismo fisiopatológico caracteriza-se pela alteração da permeabilidade da membrana eritrocitária que promove maior efluxo de potássio para o meio extracelular e menor influxo de sódio para o meio intracelular. Consequentemente, a célula perde água e torna-se desidratada. Os xerócitos são células com alta relação superfície/volume, assumindo muitas vezes o formato de células em alvo ou com concentração de hemoglobina em um dos polos da célula. Além da anemia, o eritrograma revela macrocitose e CHCM geralmente aumentado. A fragilidade osmótica encontra-se diminuída.

Sinopse fisiopatológica

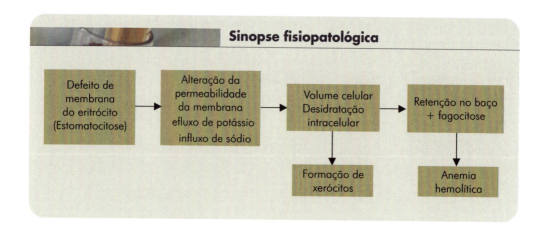

Sumário das alterações hematológicas

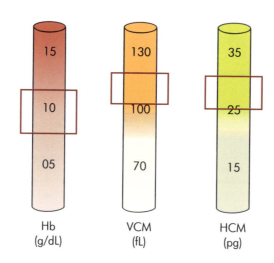

Hb (g/dL) — VCM (fL) — HCM (pg)

RDW	Aumentado
CHCM	Aumentado
Contagem de reticulócitos	Aumentada
DHL	Aumentado
Bilirrubina indireta	Aumentada
Teste de fragilidade osmótica	Fragilidade diminuída
Citologia	Presença de xerócitos

CAPÍTULO 4

Anemias por deficiência de enzimas eritrocitárias

Introdução

O glóbulo vermelho necessita de energia em forma de adenosina trifosfato (ATP) para manter as suas funções vitais, tais como:

- Preservação da integridade e forma da membrana celular;
- Promoção de reações enzimáticas;
- Realização das trocas de cálcio, sódio e potássio;
- Redução de proteínas oxidadas;
- Manutenção da hemoglobina em seu estado reduzido (para funcionar adequadamente).

Nesse contexto, há duas regiões na molécula da hemoglobina que são particularmente susceptíveis à oxidação: o átomo de ferro do grupo heme e os grupos sulfidril nas cadeias globínicas. Em relação ao ferro, a oxidação do estado ferroso normal (Fe^{+2}) para o estado férrico (Fe^{+3}) resulta na formação de meta-hemoglobina, que não tem capacidade de transportar o oxigênio. Em condições normais, 1% a 4% da hemoglobina é convertida em meta-hemoglobina diariamente, e isso ocorre pela perda de um elétron do íon ferro (Fe^{+2}) para o oxigênio durante a desoxigenação da hemoglobina na presença de água no grupo heme. Assim, acúmulos de grande quantidade de meta-hemoglobina são observados na presença de hemoglobinas instáveis hereditárias, deficiência da enzima meta-hemoglobina redutase ou exposição a drogas oxidantes. A oxidação dos grupos sulfidril causa precipitação de hemoglobina cuja degradação química dá origem aos corpos de Heinz (Figura 4.1).

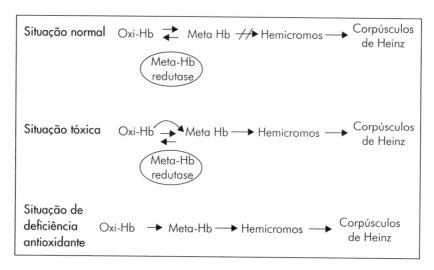

Figura 4.1 – Três situações específicas de geração de meta-hemoglobina. Na situação normal há equilíbrio entre oxi-Hb e meta-Hb, sem o desencadeamento da degradação em hemicromos e corpúsculos de Heinz. Nas outras duas situações o desequilíbrio entre oxi-Hb e meta-Hb, quer seja motivado por indução tóxica ou deficiência enzimática, promove a degradação da meta-hemoglobina em hemicromos e corpúsculos de Heinz.

Fonte: Academia de Ciência e Tecnologia (AC&T).

Metabolismo energético do eritrócito

A energia necessária ao bom funcionamento do eritrócito é provida por meio de uma via metabólica denominada de *Embden-Meyerhof*, que consiste em uma sequência de reações bioquímicas nas quais duas moléculas de ATP são geradas a partir da conversão da glicose em lactato (glicólise anaeróbica) (Figura 4.2). A produção de ATP é indispensável para o eritrócito, pois permite o funcionamento das bombas de sódio e cálcio na membrana celular, que mantém a pressão osmótica da célula, e também possibilita o remodelamento do citoesqueleto eritrocitário, auxiliando na deformabilidade eritrocitária.

A via *Embden-Meyerhof* não utiliza o oxigênio como substrato. Entretanto, uma pequena parte da energia é gerada a partir da glicólise aeróbica por meio da via hexose-monofosfato, na qual a enzima glicose 6-fosfato é metabolizada para gerar NADPH (Figura 4.2). A via hexose-monofosfato é fundamental nos processos de desoxidação do oxigênio e sua atividade aumenta consideravelmente quando há acúmulo de substratos oxidados na célula.

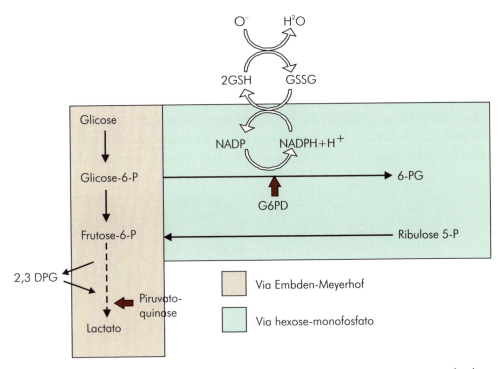

Figura 4.2 – Representação das vias metabólicas que geram energia ao eritrócito a partir da glicose (Embden-Meyerhof) e do oxigênio (hexose-monofosfato).

SH = glutationa reduzida; GSSG = glutationa oxidada; NADP = nicotinamida adenina dinucleotídeo fosfato; G6PD = glicose 6-fosfato desidrogenase; 6-PG = 6-fosfogluconato; 2,3DPG = 2,3 difosfoglicerato.

Fonte: Academia de Ciência e Tecnologia (AC&T).

A deficiência hereditária de enzimas eritrocitárias que atuam tanto na via *Embden-Meyerhof* (ex.: piruvato quinase) quanto na hexose monofosfato (ex.: glicose 6-fosfato desidrogenase) pode reduzir a sobrevida do eritrócito e causar anemia hemolítica.

Avaliação laboratorial

Dosagem de meta-hemoglobina por absorção espectrofotométrica: A meta-hemoglobina é um subproduto resultante da transformação da oxiemoglobina. Essa transformação é decorrente da contínua oxidação da hemoglobina que em condições normais ocorre devido ao envelhecimento e apoptose do eritrócito, mas que também pode ser observada em determinadas situações como nas deficiências de enzimas eritrocitárias, utilização de compostos químicos oxidantes, entre outras. O teste baseia-se na determinação quantitativa da meta-hemoglobina em relação à oxiemoglobina circulante; para tanto, procede-se à hemólise do sangue total e à estabilização desses dois produtos em tampão fosfato M/60 (ou 60 mol L^{-1}) pH 6,8. Os valores de meta-hemoglobina e oxiemoglobina são então obtidos respectivamente de suas absorções espectrofotométricas em 630 nm e 540 nm e são considerados elevados os valores de meta-hemoglobina acima de 4%.

Formação de corpos de Heinz: Corpos de Heinz são precipitados de hemoglobina desnaturada no interior do eritrócito e que são observados após incubação com corantes vitais como o azul de cresil brilhante e o azul de metileno. A técnica é a mesma utilizada na pesquisa de hemoglobina H. Os corpos de Heinz têm uma taxia em direção à membrana da célula, onde provocam alterações estruturais que tornam o eritrócito suscetível à fagocitose e hemólise (Figura 4.3).

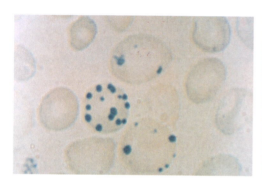 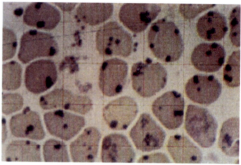

Figura 4.3 – Corpos de Heinz precipitados no interior de eritrócitos, próximos à membrana.
Fonte: Academia de Ciência e Tecnologia (AC&T).

Deficiência de glicose 6-fosfato desidrogenase (G6PD)

A enzima G6PD é necessária para a produção de glutationa reduzida que, por sua vez, protege o eritrócito em relação ao estresse oxidativo. A deficiência hereditária dessa enzima está ligada ao cromossomo X afetando, portanto, principalmente homens. Essa alteração é frequente na África ocidental, sul da Europa, Oriente Médio e sudeste asiático. Embora a deficiência de G6PD possa se apresentar como icterícia neonatal, os indivíduos afetados são geralmente assintomáticos. No entanto, nas situações em que há aumento do estresse oxidativo, podem ocorrer episódios de anemia hemolítica de intensidade variável com hemólise intravascular. Os principais fatores desencadeantes do processo hemolítico nessa condição são as infecções e o uso de determinadas drogas, como sulfas, antimaláricos e analgésicos. Nas crises hemolíticas, a anemia é geralmente normocítica e normocrômica, com reticulocitose evidente após 4 a 5 dias do início da hemólise. As alterações morfológicas não são marcantes, embora possam ser notados eritrócitos "mordidos" ou queratócitos, que representam a ação fagocitária que ocorre notadamente no baço no sentido de remover os corpos de Heinz localizados junto à membrana eritrocitária. Os sinais de hemólise intravascular também podem ocorrer, como a presença de hemoglobina livre no plasma, hemoglobinúria, elevação da bilirrubina indireta e do DHL, diminuição da haptoglobina sérica, entre outros. Os testes confirmatórios incluem determinação de meta-hemoglobina, demonstração da presença de corpos de Heinz e o teste de atividade enzimática da G6PD, que não deve ser feito durante o episódio hemolítico uma vez que os reticulócitos contêm níveis elevados de G6PD. A principal estratégia terapêutica consiste em evitar drogas e situações que possam desencadear o processo hemolítico.

Sinopse fisiopatológica

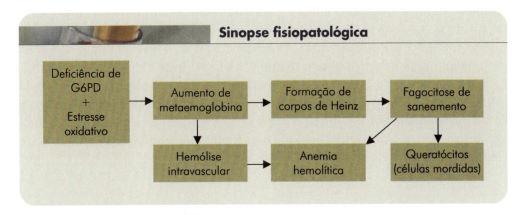

Sumário das alterações hematológicas

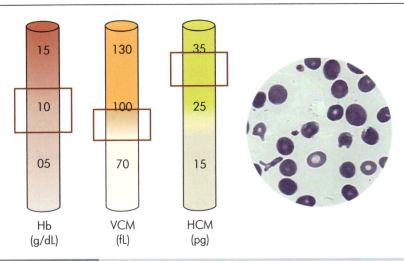

RDW	Normal ou aumentado (durante as crises de hemólise)
CHCM	Normal
Contagem de reticulócitos	Aumentada
DHL	Aumentado
Bilirrubina indireta	Aumentada
Meta-hemoglobina	Aumentada
Corpos de Heinz	Aumentados
Citologia	Queratócitos (eritrócitos "mordidos")

Anemias por deficiência de enzimas eritrocitárias

Deficiência de piruvato quinase

Nessa doença, cujo padrão de herança é autossômico recessivo, a deficiência enzimática prejudica o funcionamento da via *Embdem-Meyerhof*. Como consequência, os eritrócitos não conseguem produzir ATP e têm dificuldade de manter a integridade da bomba sódio-potássio da membrana, perdendo água e tornando-se rígidos. O quadro clínico é relativamente brando apesar dos valores baixos de hemoglobina. Isso ocorre porque essa alteração metabólica provoca o aumento da concentração intracelular de 2,3-DPG, o que facilita a liberação do oxigênio pela hemoglobina e mantém a oferta deste elemento aos tecidos. Laboratorialmente, a anemia é normocítica e normocrômica com moderada intensidade, geralmente acompanhada dos sinais característicos de hemólise. A confirmação diagnóstica é difícil e conta com o auxílio do teste de auto-hemólise anormal e não corrigido pela glicose, fragilidade osmótica normal e teste enzimático mostrando atividade ente 5% a 25% do normal.

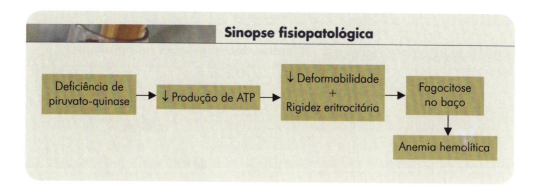

Sinopse fisiopatológica

Sumário das alterações hematológicas

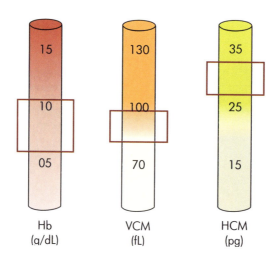

Doenças Que Alteram os Exames Hematológicos

RDW	Normal
CHCM	Normal
Contagem de reticulócitos	Aumentada
DHL	Aumentado
Bilirrubina indireta	Aumentada
Meta-hemoglobina	Aumentada
Corpos de Heinz	Aumentados
Citologia	Sem alterações específicas

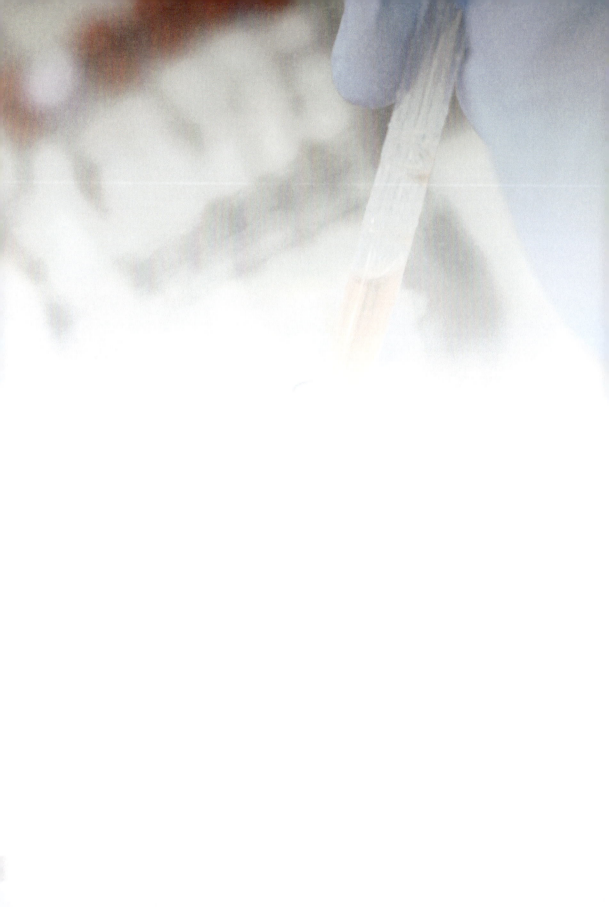

CAPÍTULO 5

Anemias hemolíticas adquiridas não imunes

Introdução

A maioria das anemias hemolíticas adquiridas tem mecanismo de hemólise extrínseco, ou seja, resultam de fatores externos que danificam os eritrócitos normais. Desse modo, a anemia pode resultar da fagocitose de eritrócitos devido ao aumento do baço (hiperesplenismo), presença de anticorpos ou proteínas do complemento ligados à superfície eritrocitária, lesão por fatores ambientais anormais, doença hepática, renal, entre outras. Dependendo do local da hemólise, a mesma pode ser classificada em intravascular, quando ocorre dentro da circulação, ou extravascular, quando ocorre nos órgãos do sistema mononuclear fagocitário, notadamente no baço. Nas hemólises intravasculares, a liberação de hemoglobina livre no plasma causa hemoglobinemia, e a sua excreção, hemoglobinúria.

Envelhecimento normal dos eritrócitos

Após 100 dias de vida, os eritrócitos tornam-se senescentes e reduzem a quantidade de glicólise realizada, bem como a concentração de ATP e dos lipídeos de membrana, perdendo a sua deformabilidade. Isso faz com que os mesmos sejam removidos da circulação pela ação de macrófagos, principalmente no fígado e no baço. O ferro resultante do catabolismo da hemoglobina é reutilizado, ao passo que o anel de porfirina do grupo heme é metabolizado para formar bilirrubina (fração indireta), que se liga à albumina do plasma. A bilirrubina, por sua vez, é conjugada no fígado (fração direta) para originar o diglicuronídeo que é convertido em estercobilina e estercobilinogênio, e excretado nas fezes. Parte destes dois últimos compostos formados é reabsorvida pelo intestino e excretada pela urina sob a forma de urobilina e urobilinogênio.

Avaliação laboratorial

As alterações laboratoriais indicativas de hemólise baseiam-se na demonstração, de que, tanto a destruição, quanto a produção de eritrócitos estão aumentadas, sem evidências de perda de sangue. A Tabela 5.1 mostra os principais testes utilizados para caracterização de hemólise.

Tabela 5.1

Testes usualmente empregados na caracterização de anemias hemolíticas

Testes	Valores de referência
Contagem de reticulócitos	0,5-1,5 (%) ou 25.000-75.000 (absoluta)
Bilirrubina indireta	0,2-0,8 mg/dL
DHL	240-480 U/L
Haptoglobina	30-200 mg/dL

Fonte: Academia de Ciência e Tecnologia (AC&T).

Nesse contexto, a elevação das concentrações de bilirrubina indireta e DHL, assim como a diminuição da haptoglobina, são indicativos de destruição eritrocitária. Por outro lado, a reticulocitose é consistente com o aumento da produção de eritrócitos que acompanha os quadros hemolíticos, o que pode ser inferido pela presença de policromasia no sangue periférico e confirmado pela observação de hiperplasia de série vermelha na medula óssea desses pacientes, nos poucos casos em que a coleta de mielograma se faz necessária.

Determinadas alterações são peculiares aos casos de hemólise intravascular, como a presença de hemoglobina livre no plasma e hemossiderina na urina, além da redução da concentração de hemopexina e metalbumina.

Anemia hemolítica microangiopática (AHMA)

Este tipo de anemia hemolítica caracteriza-se pela fragmentação de eritrócitos devido a alterações no ambiente microvascular, que podem resultar de processos inflamatórios envolvendo pequenos vasos sanguíneos (vasculites) e depósitos de agregados plaquetários ou de fibrina na parede endotelial dos mesmos. As doenças mais comumente associadas a AHMA são a coagulação intravascular disseminada (CIVD), a púrpura trombocitopênica trombótica (PTT) e a síndrome hemolítico-urêmica (SHU). Na CIVD, em que há ativação maciça com rápido consumo dos fatores da coagulação, o mecanismo da fragmentação eritrocitária decorre do extenso depósito de fibrina ao longo do endotélio vascular. Na PTT, caracterizada pela presença de AHMA, plaquetopenia, febre, alterações neurológicas e renais, há deficiência da enzima que cliva a molécula do fator de von Willebrand (ADAMTS 13), aumentado a quantidade dos grandes multímeros deste fator, o que potencializa a ativação e adesão plaquetária ao endotélio. Com vários aspectos em comum com a PTT, a SHU é mais frequente na infância e tem na insuficiência renal a sua manifestação mais proeminente. As alterações da série vermelha que acompanham os quadros de AHMA são anemia de intensidade variável com aumento de esquizócitos (eritrócitos fragmentados) no sangue periférico. A presença conjunta de reticulócitos, esquizócitos, esferócitos e eritrócitos normais, faz com que os valores de VCM sejam normais ou no limite inferior, embora o RDW esteja quase sempre elevado. A plaquetopenia frequentemente observada nesses casos tem relação com a fisiopatologia das doenças envolvidas na origem da AHMA.

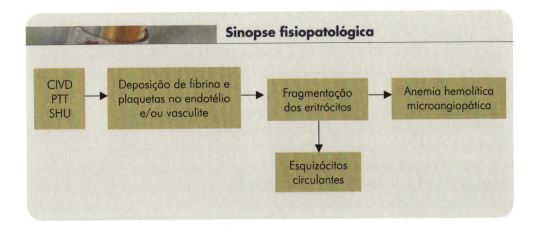

Sumário das alterações hematológicas

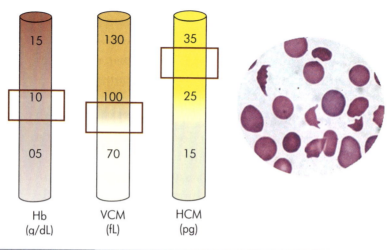

RDW	Elevado
CHCM	Normal
Contagem de reticulócitos	Aumentada
DHL	Aumentado
Bilirrubina indireta	Aumentada
Haptoglobina	Diminuída
Citologia	Aumento do número de esquizócitos (eritrócitos fragmentados)

Prótese valvar cardíaca

O fator mecânico é o principal responsável pela fragmentação de eritrócitos em pacientes com doença em válvulas cardíacas, especialmente naqueles que realizaram cirurgia para colocação de prótese valvar. Isso ocorre porque a força e o turbilhonamento pelo qual o sangue passa dentro do coração causam a fragmentação de eritrócitos quando os mesmos se chocam contra superfícies irregulares ou estranhas (próteses). A anemia de causa mecânica também pode ser observada em ocasiões raras como no caso de marchas prolongadas e extenuantes (ex.: maratonistas, recrutas), em que os indivíduos podem apresentar hemoglobinúria transitória. Nessas situações, especialmente nos portadores de prótese valvar, a intensidade da anemia é variável, sendo que nos casos leves há compensação da hemólise pelo aumento da eritropoiese e nos graves pode ser necessário realização de nova cirurgia. Os sinais laboratoriais de hemólise são frequentemente observados e a citologia do sangue periférico pode revelar aumento de macrócitos, esferócitos e esquizócitos.

Sinopse fisiopatológica

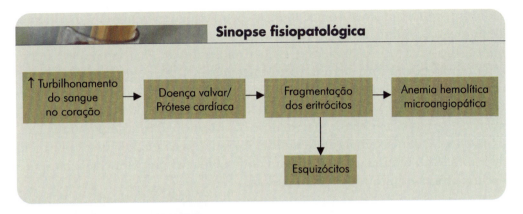

Sumário das alterações hematológicas

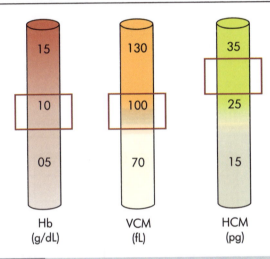

RDW	Normal ou aumentado
CHCM	Normal
Contagem de reticulócitos	Aumentada
DHL	Aumentado
Bilirrubina indireta	Aumentada
Haptoglobina	Diminuída
Citologia	Aumento do número de esquizócitos (eritrócitos fragmentados)

Hiperesplenismo

Hiperesplenismo é um termo que denota a ocorrência de uma ou mais citopenias no sangue periférico decorrentes de sequestro e subsequente destruição das células sanguíneas pelo baço. Na maioria das vezes, o hiperesplenismo manifesta-se em associação com o aumento do baço (esplenomegalia) observado em várias situações como doenças hematológicas benignas (ex.: hemoglobinopatias, esferocitose hereditária) e malignas (ex.: linfomas), processos infecciosos (ex.: viroses, malária) e quadros secundários a hepatopatias com hipertensão portal (ex.: cirrose, esquistossomose). O hemograma pode revelar citopenias isoladas ou até pancitopenia de intensidade variável dependendo do volume do baço. O VCM e o HCM oscilam em função da doença de base (ex.: microcitose nas talassemias e macrocitose nas hepatopatias) e geralmente há reticulocitose e demais sinais de hemólise. A avaliação da medula óssea por meio de aspirado ou biópsia é essencial para documentar a competência da mesma e excluir processos infiltrativos ou aplásicos.

Sinopse fisiopatológica

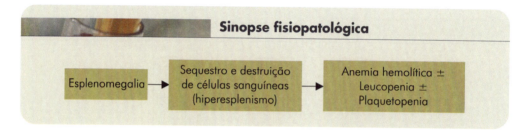

Sumário das alterações hematológicas

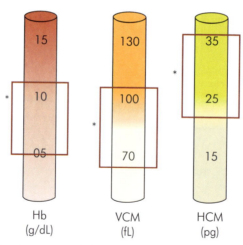

*Índices hematimétricos variam consideravelmente em função da doença de base.

RDW	Normal ou aumentado
Contagem de reticulócitos	Normal ou aumentada
DHL	Normal ou aumentado
Bilirrubina indireta	Normal ou aumentada
Haptoglobina	Normal ou diminuída
Citologia	Varia em função da doença de base

Malária

A infecção pelas quatro espécies de *Plasmodium sp.* (*vivax, falciparum, malariae* e *ovale*) se dá pela inoculação de esporozoítos por meio da picada do mosquito *Anopheles* infectado. Após um período de replicação e amadurecimento no fígado, são formados esquizontes teciduais, cuja ruptura libera uma grande quantidade de merozoítos na circulação sanguínea. Os merozoítos interagem com as proteínas da membrana eritrocitária e invadem as hemácias onde se transformam em trofozoítos e amadurecem para esquizontes de células vermelhas, rompendo-as eventualmente. O quadro clínico da malária caracteriza-se por calafrios, febre e sudorese, além de esplenomegalia ao exame físico. Os episódios de intensos tremores e febre coincidem com a destruição maciça de hemácias. No hemograma, há anemia normocítica e normocrômica de variável intensidade, resultante do processo hemolítico. Pode ocorrer também discreta leucocitose com monocitose e, frequentemente, há plaquetopenia. O diagnóstico é geralmente confirmado pela identificação de plasmódios intraeritrocitários em esfregaços de sangue periférico convencionais ou de gota espessa, ou por meio de testes moleculares, quando disponíveis.

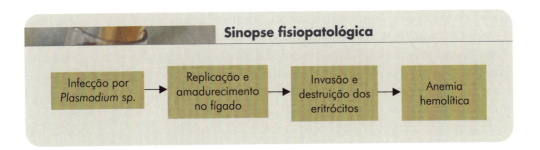

Sinopse fisiopatológica

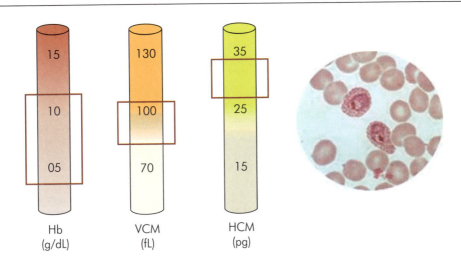

Sumário das alterações hematológicas

Anemias hemolíticas adquiridas não imunes

RDW	Normal ou aumentado
Contagem de reticulócitos	Aumentada
DHL	Normal ou aumentado
Bilirrubina indireta	Normal ou aumentada
Haptoglobina	Normal ou diminuída
Citologia	Plasmódios intraeritrocitários

Hemoglobinúria paroxística noturna

Em condições normais, as células sanguíneas expressam na superfície a proteína glicosilfosfatidilinositol (GPI) que atua como âncora promovendo a ligação de outras proteínas à membrana celular. Dentre estas proteínas, estão a DAF (*decay accelerating factor*) ou CD55 e a MIRL (*membrane inhibitor of reactive lysis*) ou CD59, que conferem proteção contra a ação do complemento. Na hemoglobinúria paroxística noturna (HPN), uma mutação na célula precursora hematopoiética impede a produção de proteína âncora GPI, fazendo com que seja formado um clone de células (eritrócitos, leucócitos e plaquetas) suscetíveis à ação e destruição pelo complemento. Dentre as manifestações associadas à doença destacam-se o risco aumentado de trombose, a hemólise intravascular (responsável pela hemoglobinúria em alguns casos) e a pancitopenia. A anemia pode variar de discreta a acentuada intensidade, geralmente com normocitose e normocromia, exceto quando há perda significativa de ferro pela urina, o que reduz os valores de VCM e HCM. Além disso, há anisocitose evidente e a contagem de reticulócitos encontra-se elevada, embora não seja proporcional ao grau de hemólise. O diagnóstico pode ser confirmado por meio do teste de sensibilidade celular à lise pelo complemento em soro acidificado (teste de HAM) ou pela demonstração da ausência de expressão dos marcadores CD55 e CD59 por meio de citometria de fluxo.

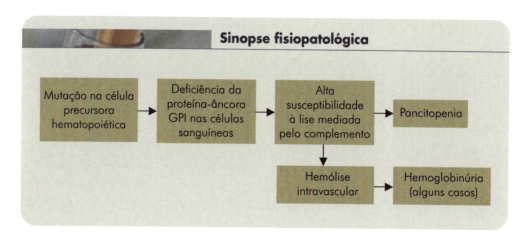

Sumário das alterações hematológicas

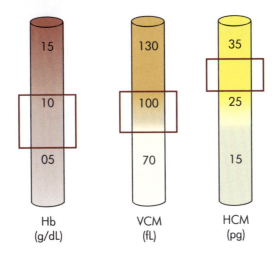

RDW	Aumentado
CHCM	Normal
Contagem de reticulócitos	Aumentada
DHL	Aumentado
Bilirrubina indireta	Aumentada
Haptoglobina	Diminuída
Citologia	Anisocitose e policromasia

CAPÍTULO 6

Anemias hemolíticas imunes

Introdução

A hemólise, mediada pela ação de anticorpos contra a membrana eritrocitária, constitui uma causa importante de anemia hemolítica, por fatores extrínsecos ao eritrócito. Essa secreção de anticorpos anormais pode ocorrer de forma idiopática (sem causa definida) ou secundária a determinadas doenças, drogas e tratamento transfusional, entre outras situações.

Os anticorpos envolvidos nesse grupo de doenças podem ser autoanticorpos, que são produzidos pelo sistema imune e dirigidos contra epitopos localizados nos próprios eritrócitos, ou aloanticorpos, produzidos mediante sensibilização por eritrócitos estranhos (ex.: transfusão de concentrado de hemácias, gestação) e direcionados contra esses eritrócitos, podendo, por vezes, afetar células próprias que possuem tais antígenos estranhos aderidos a elas.

Mecanismos de hemólise mediada por anticorpos

Quando o anticorpo se liga ao eritrócito, a natureza do processo hemolítico é determinada pela classe do anticorpo e pela densidade e distribuição dos antígenos na superfície celular. A presença de anticorpos na membrana eritrocitária leva à ativação da cascata do complemento (Figura 6.1).

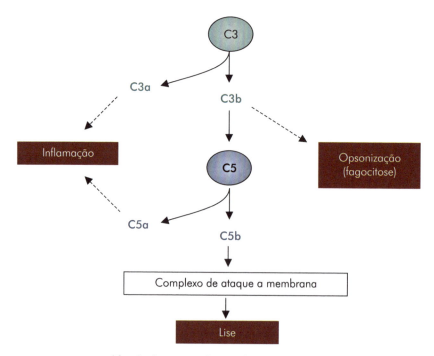

Figura 6.1 – Esquema simplificado da cascata do complemento ressaltando a ativação e clivagem das proteínas C3 e C5, bem como os fenômenos que acompanham o processo de ativação.

Fonte: Academia de Ciência e Tecnologia (AC&T).

A presença de IgG e a precipitação de C3b na membrana eritrocitária são rapidamente reconhecidas por macrófagos do sistema mononuclear fagocitário, que possuem receptores específicos para essas proteínas. A retirada e destruição dos eritrócitos promovida pelos macrófagos representam o principal mecanismo de hemólise extravascular, que ocorre notadamente no baço.

Quando a ativação do complemento na membrana eritrocitária se estende além da proteína C3b, há uma série de reações que resultam na produção de C5b e no complexo de ataque à membrana. Este último complexo proteico tem a capacidade de perfurar a membrana eritrocitária, provocando o vazamento de hemoglobina e outros componentes celulares no plasma, alterando o equilíbrio osmótico da célula e acarretando hemólise intravascular.

Avaliação laboratorial

Os testes laboratoriais utilizados na abordagem de anemias hemolíticas imunes geralmente têm o propósito de detectar a presença do anticorpo envolvido e, se possível, identificá-lo. Os testes de Coombs direto e indireto têm sido tradicionalmente utilizados com este fim:

- **Coombs direto (teste da antiglobulina direta):** detecta anticorpos ligados à superfície do eritrócito. Fundamenta-se na adição do soro de

Coombs (antiglobulina humana) ao preparado de hemácias do paciente para potencializar e tornar visível as reações de aglutinação entre os eritrócitos que têm anticorpos ligados às suas superfícies (Figura 6.2). É um método muito útil no diagnóstico de anemia hemolítica autoimune, mas também na anemia hemolítica do recém-nascido e naquelas induzidas por drogas.

- **Coombs indireto (pesquisa de anticorpos irregulares):** detecta anticorpos antieritrocitários livres no plasma. Fundamenta-se na reação entre anticorpos presentes no soro do paciente e um preparado de hemácias conhecidas, mediante potencialização com soro de Coombs (Figura 6.3). É realizado tanto à temperatura ambiente (fase fria; detecta prin-

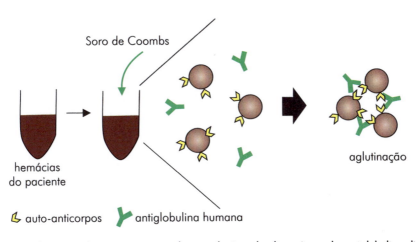

Figura 6.2 – Ilustração da reação positiva do teste de Coombs direto (teste da antiglobulina direta).
Fonte: Academia de Ciência e Tecnologia (AC&T).

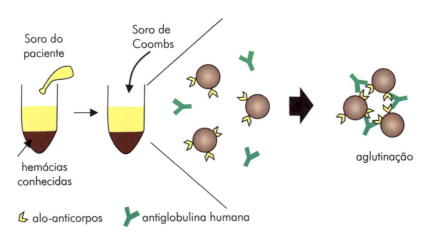

Figura 6.3 – Ilustração da reação positiva do teste de Coombs indireto (pesquisa de anticorpos irregulares).
Fonte: Academia de Ciência e Tecnologia (AC&T).

cipalmente IgM) quanto após incubação a 37 °C (fase quente; detecta principalmente IgG). Este teste é útil na avaliação da sensibilização de gestantes Rh (-), identificação da variante Du (fraco) e em testes pré-transfusionais, principalmente em pacientes já transfundidos.

Dependendo da temperatura em que os anticorpos reagem com maior potência, os mesmos podem ser denominados de "quentes" quando reagem melhor a 37 °C ou "frios" com pico de reação a 4 °C. Os anticorpos quentes geralmente pertencem à classe IgG, enquanto os frios são predominantemente IgM.

Anemia hemolítica autoimune (AHAI) por anticorpo quente

Esta é a apresentação mais comum das AHAI, em que o próprio sistema imune do paciente produz autoanticorpos antieritrocitários que reagem com maior eficácia a 37 °C. Esses anticorpos são geralmente da classe IgG e embora não causem diretamente aglutinação eritrocitária, eles induzem a destruição prematura dessas células pelo sistema mononuclear fagocitário. Cerca de 30% dos casos são idiopáticos (primários) e o restante é secundário a doenças linfoproliferativas e outras neoplasias, além de colagenoses, uso de certas medicações e infecções. A doença acomete pacientes de todas as faixas etárias e de ambos os sexos, causando anemia de intensidade variável e, ocasionalmente, esplenomegalia. A citologia do sangue periférico revela anisocitose, policromasia e presença de microesferócitos, podendo haver eritroblastos circulantes. O teste da antiglobulina direta é positivo devido à presença de anticorpos da classe IgG associados ou não ao complemento. Quando há associação entre AHAI e trombocitopenia autoimune, esse quadro é denominado de síndrome de Evans. As intervenções terapêuticas, quando necessárias, incluem a utilização de corticosteroides, imunossupressores, imunoglobulina intravenosa, além de esplenectomia nos casos selecionados e tratamento da doença de base, quando presente.

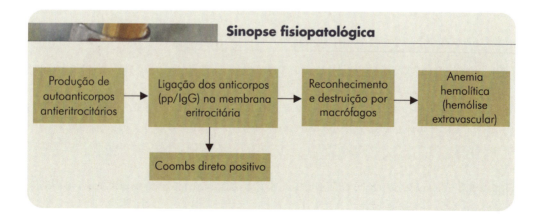

Sumário das alterações hematológicas

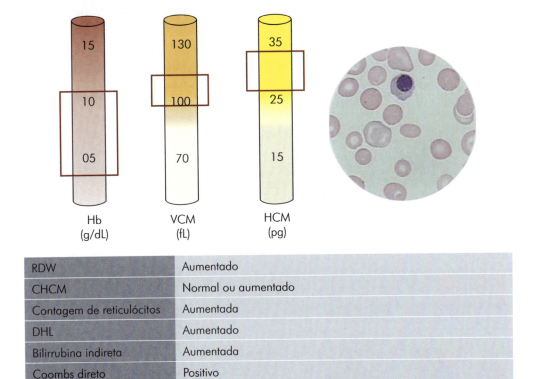

RDW	Aumentado
CHCM	Normal ou aumentado
Contagem de reticulócitos	Aumentada
DHL	Aumentado
Bilirrubina indireta	Aumentada
Coombs direto	Positivo
Coombs indireto	Negativo
Citologia	Anisocitose, microesferócitos, policromasia

Anemia hemolítica autoimune (AHAI) por anticorpo frio

Nesta forma de AHAI, os autoanticorpos produzidos são crioaglutininas, geralmente da classe IgM, que apresentam especificidade contra o antígeno eritrocitário I e reagem com maior intensidade a temperaturas entre 0 e 10 °C *in vivo* e entre 0 a 4 °C no laboratório. A hemólise que ocorre nessa doença é principalmente extravascular devido à habilidade dos anticorpos em ligar e ativar o complemento (principalmente C3b), embora também possa haver hemólise intravascular com menor intensidade. Na forma primária da doença, conhecida por síndrome da crioaglutinina, os anticorpos são monoclonais, assim como o são nos quadros secundários a doenças linfoproliferativas. Crioaglutininas também podem ser observadas em processos infecciosos (ex.: infecção por micoplasma) e na hemoglobinúria paroxística a frio. O quadro clínico, geralmente desencadeado pela exposição ao frio, caracteriza-se pelo aparecimento do fenômeno de Raynaud (acrocianose) na ponta dos dedos, nariz ou orelhas, além de anemia, icterícia e, por vezes, hemoglobinemia e hemoglobinúria. A citologia do sangue periférico revela hemácias agrupadas, que são responsáveis por esfregaços "curtos" e por falsas elevações no VCM da amostra bem como por valores irreais de HCM e CHCM. Para melhorar a avaliação dos índices hematimétricos, recomenda-se aquecer a amostra a 37 °C por pelo menos 15 minutos antes de processá-la. O teste de Coombs direto é geralmente positivo quando se utiliza o soro poliespecífico e o soro monoespecífico para complemento (C3). A confirmação diagnóstica pode ser feita pela pesquisa e titulação de crioaglutininas.

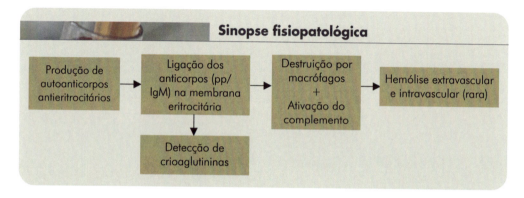

Sinopse fisiopatológica

Sumário das alterações hematológicas

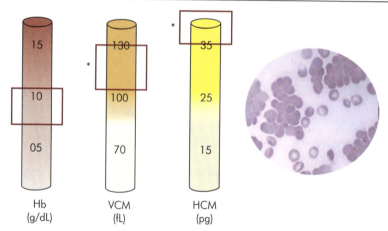

*Resultados falsamente elevados devido à aglutinação eritrocitária.

RDW	Aumentado
CHCM	Aumentado
Contagem de reticulócitos	Aumentada
DHL	Aumentado
Bilirrubina indireta	Aumentada
Coombs direto	Positivo (quando utilizado o soro monoespecífico para complemento)
Coombs indireto	Negativo
Citologia	Aglutinação eritrocitária

Anemia hemolítica aloimune

A anemia hemolítica aloimune está relacionada ao desenvolvimento de aloanticorpos que são produzidos pelo organismo após exposição a antígenos eritrocitários estranhos. Essa é uma situação particularmente comum em indivíduos politransfundidos, como os portadores de hemoglobinopatias graves, anemia aplástica e síndrome mielodisplásica. A formação de aloanticorpos nesses casos depende da intensidade e frequência da exposição, bem como da imunogenicidade do antígeno eritrocitário. Nesse contexto, aloanticorpos contra o grupo Rh são os mais frequentes, sendo o antígeno D o mais imunogênico. Ao contrário da reação transfusional hemolítica grave e aguda observada na transfusão de sangue ABO incompatível, causada por anticorpos naturais (anticorpos da classe IgM naturalmente existentes no plasma), a reação hemolítica causada por aloanticorpos (geralmente IgG) tende ser mais lenta e gradual, com menor gravidade clínica e predomínio de hemólise extravascular. Nessa situação, pode haver anemia de variável intensidade, com sinais clínicos e laboratoriais de hemólise. O teste de Coombs indireto geralmente é positivo, embora a ligação de aloanticorpos a eritrócitos recém-transfundidos possa tornar o Coombs direto também positivo.

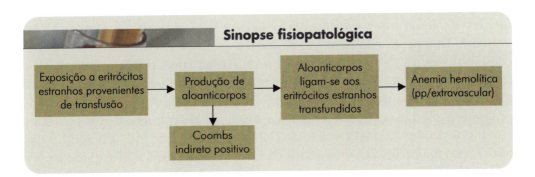

Sinopse fisiopatológica

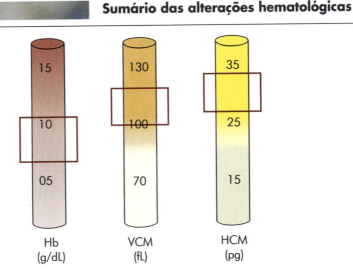

Sumário das alterações hematológicas

RDW	Elevado
CHCM	Normal
Contagem de reticulócitos	Aumentada
DHL	Aumentado
Bilirrubina indireta	Aumentada
Coombs direto	Negativo ou positivo
Coombs indireto	Positivo
Citologia	Macrocitose, policromasia, alguns eritroblastos circulantes

Doença hemolítica perinatal (DHPN)

A DHPN, também conhecida por doença hemolítica do recém-nascido ou eritroblastose fetal, ocorre quando a mãe Rh (-) (antígeno D eritrocitário ausente) é exposta a eritrócitos Rh (+) (com antígeno D presente) provenientes do feto, antes ou durante o parto. Após a primeira exposição ao antígeno D, a produção materna de anticorpos anti-D têm início. Nas gestações subsequentes com feto Rh (+), os aloanticorpos anti-D maternos, por serem da classe IgG, atravessam a barreira placentária e se ligam aos eritrócitos fetais, iniciando o processo hemolítico. No sangue do recém-nascido, observa-se anemia com reticulocitose e aumento do número de eritroblastos circulantes, além da positividade do Coombs direto, que indica a ligação dos anticorpos maternos aos eritrócitos da criança. Na mãe a positividade é para o Coombs indireto.

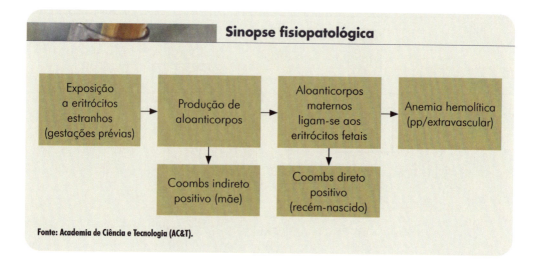

Sumário das alterações hematológicas

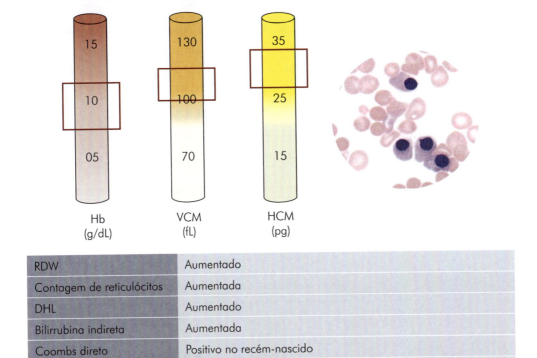

RDW	Aumentado
Contagem de reticulócitos	Aumentada
DHL	Aumentado
Bilirrubina indireta	Aumentada
Coombs direto	Positivo no recém-nascido
Coombs indireto	Positivo na mãe
Citologia	Macrocitose, policromasia, vários eritroblastos circulantes

Anemia hemolítica induzida por drogas

Em algumas pessoas, certas medicações podem induzir a produção de anticorpos anormais, podendo desencadear um quadro de anemia hemolítica autoimune. Há três mecanismos envolvidos nesse contexto:

1. Mecanismo hapteno (ex.: penicilina), em que anticorpos são produzidos contra drogas que se encontram adsorvidas na membrana eritrocitária, levando a um quadro de hemólise extravascular de instalação insidiosa e raramente grave;

2. Mecanismo imunocomplexo (ex.: quinidina), pelo qual os anticorpos produzidos contra uma determinada droga ligam-se a ela ainda no plasma e precipitam-se juntamente com o complemento e de forma não imunológica na membrana eritrocitária, provocando episódios de hemólise aguda e intravascular; e

3. Mecanismo autoimune (ex.: metildopa), em que a presença da droga induz a formação de autoanticorpos (principalmente IgG) contra os

antígenos do grupo Rh dos eritrócitos, podendo causar hemólise em raras ocasiões. Na hemólise induzida por droga, o teste de Coombs direto é geralmente positivo, podendo ou não ser acompanhado de anemia normocítica e normocrômica, reticulocitose, microesferocitose e, se houver hemólise intravascular, hemoglobinemia e hemoglobinúria. A determinação da especificidade dos anticorpos após eluição dos mesmos é geralmente dificultada pelo fato de não reagirem contra antígenos presentes em hemácias heterólogas.

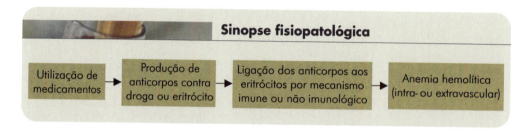

Sinopse fisiopatológica

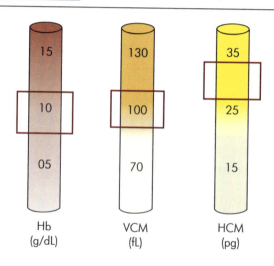

Sumário das alterações hematológicas

RDW	Normal
Contagem de reticulócitos	Aumentada
DHL	Aumentado
Bilirrubina indireta	Aumentada
Coombs direto	Positivo
Coombs indireto	Negativo
Citologia	Microesferócitos, policromasia

CAPÍTULO 7

Anemias por falência medular

Introdução

Para manter o número basal adequado e funcional de eritrócitos, leucócitos e plaquetas, o tecido hematopoiético encontra-se em constante atividade proliferativa. Assim, a destruição ou bloqueio da atividade hematopoiética em determinadas ocasiões pode reduzir o número de uma série sanguínea (citopenia) ou de mais séries sanguíneas (pancitopenia) na circulação.

A falência medular pode decorrer da hipoplasia ou aplasia da medula óssea, em que o tecido hematopoiético encontra-se reduzido ou ausente no espaço medular, o qual é preenchido por vacúolos de gordura. A produção medular também pode ser prejudicada pela infiltração da medula óssea por células anormais ou neoplásicas originadas na própria medula óssea ou em outros tecidos. Por fim, o terceiro fator responsável por esse quadro é a hematopoiese ineficaz, em que o tecido hematopoiético, embora mantenha a capacidade de proliferação, não consegue sustentar as etapas normais de maturação e diferenciação celular, reduzindo a produção de células sanguíneas maduras e funcionais. A Tabela 7.1 lista os principais fatores envolvidos com o processo de falência medular.

O diagnóstico diferencial da falência medular deve ser feito com os quadros de pancitopenia de causa periférica como, por exemplo, a destruição acelerada das células sanguíneas por mecanismo autoimune ou "sequestro" celular devido ao aumento do volume do baço.

Tabela 7.1

Principais causas de falência da medula óssea

Aplasia de medula óssea
- Congênita: anemia de Fanconi, anemia de Blackfan-Diamond, disceratose congênita
- Adquirida: idiopática, secundária (drogas citotóxicas, radiação, agentes químicos, infecção, hemoglobinúria paroxística noturna)

Infiltração medular por células neoplásicas
- Primária: leucemia, linfoma, mieloma múltiplo
- Secundária: carcinoma metastático (mieloftise)

Hematopoiese ineficaz
- Síndrome mielodisplásica, anemia megaloblástica

Infiltração por tecidos anormais
- Mielofibrose, amiloidose, doença de Gaucher

Fonte: Academia de Ciência e Tecnologia (AC&T).

Assim, antes de se iniciar uma investigação laboratorial específica, é fundamental colher um histórico detalhado do paciente, incluindo medicamentos utilizados, tratamentos realizados, exposição ocupacional, além da realização de exame físico minucioso em busca de sinais que possam revelar uma possível doença de base ou repercussões já evidentes em decorrência das citopenias.

Na falência medular, o quadro clínico pode se instalar de forma súbita ou gradual dependendo do mecanismo envolvido. Os sintomas geralmente incluem cansaço e fraqueza decorrentes da anemia, processos infecciosos graves e de difícil resolução precipitados pela neutropenia, e tendência hemorrágica devido ao baixo número de plaquetas. Além disso, outros sintomas podem acompanhar a doença de base, como ocorre nas hepatites, anemia de Fanconi, efeitos colaterais de quimioterapia, entre outros. Vale destacar que a morbidade e a mortalidade associadas ao quadro de falência medular dependem da intensidade e da duração das citopenias.

Hematopoiese e estrutura da medula óssea

Hematopoiese antes e após o nascimento: no início do período fetal, o saco vitelino é o responsável pela produção das células sanguíneas. A seguir, o fígado e o baço assumem essa função, com maior atividade no segundo trimestre de vida. A medula óssea, por sua vez, inicia sua produção apenas nos últimos meses do período fetal (Figura 7.1).

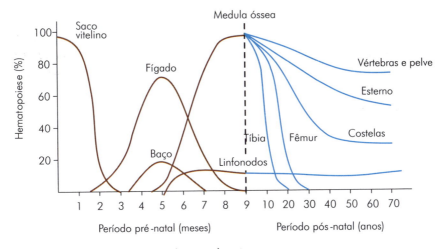

Figura 7.1 – Hematopoiese antes e após o nascimento.

Fonte: Lichtman MA, Kipps TJ, Seligsohn U, Kaushansky K, Prchal JT, editors: Williams Hematology 8ªed, New York, 2010, McGraw-Hill.

Estrutura e composição da medula óssea: a medula óssea é basicamente constituída por precursores hematopoiéticos de diversas linhagens que permeiam os espaços entre as trabéculas ósseas e os vacúolos de gordura. No compartimento celular existem ainda as células do estroma, que não se diferenciam, mas dão sustentação aos precursores hematopoiéticos. Em um adulto normal, a medula óssea constitui 4% do peso corporal (cerca de 3 kg) e é composta por tecido hematopoiético e adiposo em proporções iguais. No entanto, com o avanço da idade, a atividade hematopoiética diminui progressivamente, cedendo o predomínio para o tecido adiposo intramedular (Figura 7.2).

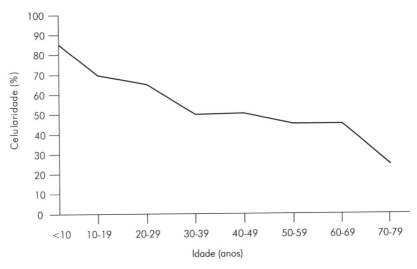

Figura 7.2 – Relação entre celularidade da medula óssea e idade em indivíduos normais.

Fonte: Bain BJ, Clark DM, Wilkins BS. Bone Marrow Pathology, 4ªed. Wiley-Blackwell, 2010.

Quanto ao compartimento de células hematopoiéticas dentro da medula óssea, a proporção normal é de 2 a 4 precursores granulocíticos para cada precursor eritroide, sendo que as linhagens linoplasmocítica, monocítica e megacariocítica respondem pela minoria desse componente celular (Figura 7.3). A Figura 7.4 ilustra a composição celular e não celular de um aspirado medular em diferentes situações.

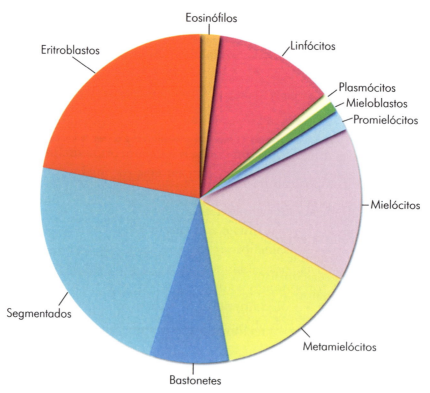

Figura 7.3 – Composição celular normal do mielograma.

Obs.: Normalmente são observados 2 a 10 megacariócitos por campo de menor aumento.
Fonte: Academia de Ciência e Tecnologia (AC&T).

Tempo de maturação: o ritmo de produção da hematopoiese é regulado por fatores de crescimento, como a eritropoietina e o fator de crescimento de colônia dos granulócitos (G-CSF), que são produzidos pelas células do estroma medular, linfócitos T, fígado e rins. Em condições normais, a eritropoiese leva 7 dias para formar um eritrócito e a granulopoiese leva cerca de 10 dias para produzir um neutrófilo maduro. No sangue periférico, o tempo de vida médio de um eritrócito é de 120 dias, dos neutrófilos de 10 a 12 horas, das plaquetas em torno de 10 dias e o dos linfócitos pode variar de poucos dias a vários anos.

Telômeros: são nucleotídeos repetidos em sequência, que revestem a extremidade dos cromossomos, contribuindo para a manutenção da integridade dos mesmos. O tamanho do telômero é diretamente proporcional ao tempo de vida da célula, ou seja, células com telômeros curtos vivem menos do que células com telômeros longos. Normalmente, essas estruturas são desgastadas pela divisão celular; no entanto, nas células precursoras hematopoiéticas, o seu tamanho é mantido graças à ação da enzima telomerase. Recentemente, problemas relacionados ao encurtamento anormal dos telômeros têm sido implicados na fisiopatologia de aplasias congênitas e adquiridas. Isso ocorre devido a mutações que diminuem a atividade da telomerase, ou aceleram o encurtamento do telômero, ou reduzem a capacidade proliferativa dos precursores hematopoiéticos.

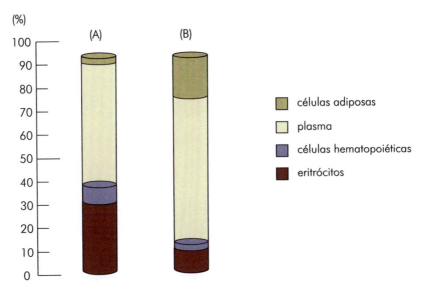

Figura 7.4 – Composição celular e não celular do aspirado de medula óssea no adulto em duas situações diferentes: (A) normal e (B) aplasia de medula óssea.

Fonte: Academia de Ciência e Tecnologia (AC&T).

Avaliação laboratorial

Hemograma: a intensidade da falência medular em diversas doenças geralmente pode ser estimada pelo grau das citopenias observadas no hemograma. Nem sempre essas alterações afetam as três linhagens sanguíneas simultânea e homogeneamente, podendo ocorrer citopenia isolada ou mais intensa em determinada linhagem. Em geral, a avaliação citológica é inespecífica, exceto nos quadros de mielodisplasia, em que sinais de displasia podem ser observados no sangue periférico.

Reticulócitos: a contagem de reticulócitos é um ótimo recurso para avaliar a atividade medular (eritropoiese) nos processos anêmicos. Assim, anemias causadas por hipoplasia medular são geralmente acompanhadas por reticulocitopenia, enquanto naquelas em que não há acometimento medular, há reticulocitose.

Mielograma: o aspirado de medula óssea (mielograma) é um método diagnóstico muito utilizado na investigação de citopenias e anemias não esclarecidas. No entanto, embora ofereça a possibilidade de uma avaliação detalhada da citologia, este recurso fornece apenas uma noção imprecisa da celularidade e da arquitetura medular. Novamente, a síndrome mielodisplásica representa uma exceção nesse contexto, uma vez que se caracteriza pela hipercelularidade medular associada a alterações morfológicas significativas.

Biópsia de medula óssea: este é o método de escolha para avaliação da celularidade da medula óssea, bem como de sua estrutura (trabéculas, tecido adiposo, presença de fibrose, infiltração por células estranhas, etc.) (Figura 7.5). É frequentemente realizada na investigação de citopenias associadas à esplenomegalia ou ao mielograma hipocelular.

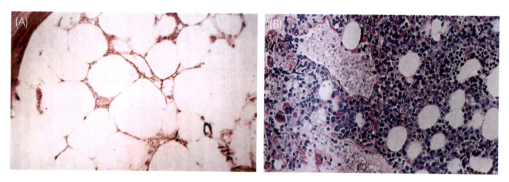

Figura 7.5 – Microscopia da histologia da medula óssea obtida por biópsia de medula óssea. (A) Medula óssea com hipocelularidade acentuada (aplasia de medula grave); (B) Medula óssea normocelular.
Fonte: Academia de Ciência e Tecnologia (AC&T).

Aplasia primária (idiopática) da medula óssea

Também conhecida por anemia aplástica, essa doença caracteriza-se pela presença de pancitopenia no sangue periférico e hipoplasia na medula óssea. Esta condição abrange metade dos casos de aplasia de medula óssea adquirida, em que não é possível identificar uma causa subjacente. O mecanismo fisiopatológico não está bem definido, mas é possível que envolva uma reação imune contra as células precursoras hematopoiéticas. O quadro clínico inclui sinais e sintomas decorrentes da insuficiência medular, como fraqueza, cansaço, infecções e sangramentos. No hemograma, geralmente há pancitopenia de variável intensidade, sem alterações morfológicas significativas. A anemia é normocítica ou macrocítica, acompanhada de reticulocitopenia, e a leucopenia tem como principal componente a neutropenia. A hipocelularidade medular observada no mielograma é geralmente confirmada por meio de biópsia de medula óssea, que revela celularidade medular < 25%.

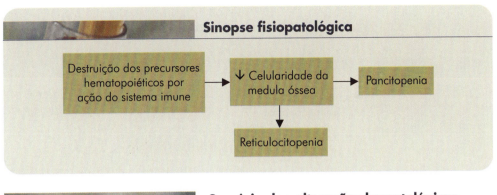

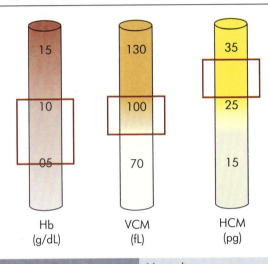

RDW	Normal
CHCM	Normal
Contagem de reticulócitos	Diminuída
DHL	Normal
Bilirrubina indireta	Normal
Citologia	Sem alterações significativas

Aplasia secundária da medula óssea

Cerca de 50% dos casos de aplasia de medula óssea adquirida apresentam alguma doença ou fator subjacente, como infecções virais (ex.: hepatite C, HIV), radiação ou exposição a certas drogas (ex.: cloranfenicol, antimaláricos, antirreumáticos) e quimioterápicos. Dependendo da intensidade do processo, os sinais e sintomas de aplasia podem ser notados, como fraqueza, infecções e sangramentos. O hemograma geralmente revela citopenia de intensidade variável em uma ou mais séries, e a medula óssea encontra-se hipocelular ou com sinais de displasia. A resolução ou controle da causa subjacente melhora o quadro hematológico em boa parte dos casos.

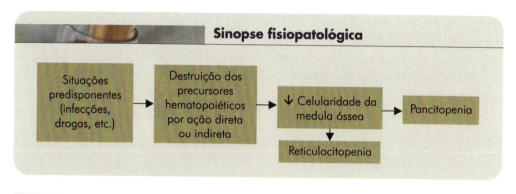

Sinopse fisiopatológica

Sumário das alterações hematológicas

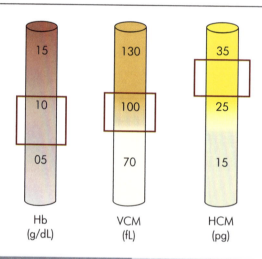

RDW	Normal
CHCM	Normal
Contagem de reticulócitos	Diminuída
DHL	Normal
Bilirrubina indireta	Normal
Citologia	Sem alterações significativas

Aplasias congênitas

São síndromes hereditárias raras caracterizadas por anormalidades nos precursores hematopoiéticos e anemia aplástica, que se manifesta na infância ou na adolescência. A mais frequente é a anemia de Fanconi, de herança autossômica recessiva ou ligada ao cromossomo X, que afeta genes outrora responsáveis pelos mecanismos de reparo do DNA, provocando instabilidade cromossômica. Além das manifestações hematológicas caracterizadas por anemia macrocítica, neutropenia e plaquetopenia, podem ainda ocorrer retardo mental, alteração da pigmentação cutânea, anomalias esqueléticas e urogenitais, e risco aumentado de progressão para síndrome mielodisplásica e leucemia mieloide aguda. Outra forma de aplasia constitucional é a disceratose congênita, com padrão de herança dominante, recessivo ou ligado ao X. Nessa doença, causada por mutações nas enzimas responsáveis pela manutenção do telômero (discerina e telomerase), a aplasia manifesta-se tardiamente e pode ser acompanhada de distrofias ungueais e leucoplasias. Vale ainda destacar a anemia de Blackfan-Diamond, de herança autossômica dominante, cuja primeira manifestação é a aplasia eritroide pura, que mais tardiamente pode ser acompanhada de neutropenia e plaquetopenia.

Sinopse fisiopatológica

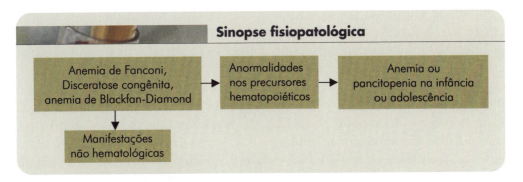

Sumário das alterações hematológicas

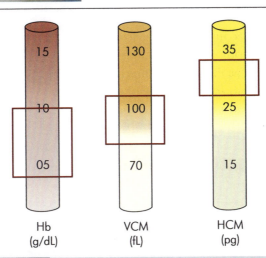

RDW	Normal ou aumentado
CHCM	Normal
Contagem de reticulócitos	Diminuída
DHL	Normal ou aumentado
Bilirrubina indireta	Normal ou aumentada
Leucometria	Diminuída (neutropenia)
Plaquetometria	Diminuída
Citologia	Macrocitose

Anemias por falência medular

Síndrome mielodisplásica

As síndromes mielodisplásicas (SMD) são doenças clonais da medula óssea caracterizadas por falência medular e risco elevado de transformação para leucemia mieloide aguda. A doença afeta principalmente idosos e o principal mecanismo fisiopatológico é a hematopoiese ineficaz, em que o tecido hematopoiético, embora mantenha a capacidade de proliferação, não consegue sustentar as etapas normais de maturação e diferenciação celular, reduzindo a produção de células sanguíneas maduras e funcionais. O resultado é citopenia ou pancitopenia de variável intensidade no sangue periférico, associada a hipercelularidade da medula óssea. Há vários subtipos de SMD, que em conjunto com alterações citogenéticas e alguns outros critérios, dividem os pacientes com relação ao risco (baixo, intermediário ou alto). O diagnóstico é de exclusão, uma vez que vários outros fatores e doenças podem dificultar a produção medular. As análises citológicas da medula óssea e do sangue periférico são fundamentais para o diagnóstico, pois possibilitam quantificar os blastos e atestar a displasia, porém, por estes motivos, são difíceis e trabalhosas, exigindo conhecimento e experiência do citologista. No sangue periférico, a anemia geralmente tende à macrocitose e alguns neutrófilos podem exibir hipogranulação, assincronismo de maturação nucleocitoplasmática ou hipossegmentação nuclear (pseudo-Pelger); ocasionalmente plaquetas gigantes também estão presentes. No mielograma, o diagnóstico se respalda na presença de displasia em pelo menos 10% de uma ou mais linhagens hematológicas. Além disso, metade dos pacientes apresenta alterações citogenéticas e a imunofenotipagem têm se mostrado de grande valia na confirmação diagnóstica.

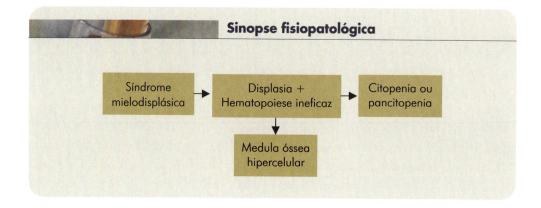

Sumário das alterações hematológicas

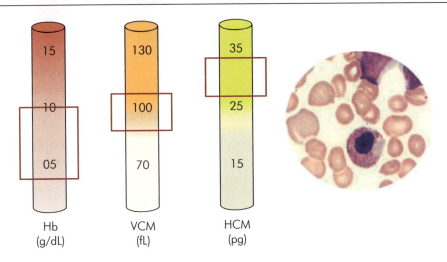

RDW	Normal ou aumentado
CHCM	Normal
Contagem de reticulócitos	Diminuída
DHL	Normal
Bilirrubina indireta	Normal ou aumentada
Leucometria	Diminuída (neutropenia)
Plaquetometria	Diminuída
Citologia	Macrocitose, alguns neutrófilos hipogranulares, com assincronismo de maturação nucleocitoplasmática ou núcleo hipossegmentado. Raras plaquetas gigantes. Presença de blastos em alguns subtipos

SMD com del(5q)

Este subtipo de síndrome mielodisplásica é caracterizado pela presença da deleção do braço longo do cromossomo 5 (del(5q) ou síndrome 5q-), geralmente de forma isolada, no cariótipo dos pacientes. No sangue periférico, é frequente a observação de anemia macrocítica, plaquetas em número normal ou elevado, com ausência ou escassez (< 1%) de blastos. No mielograma, normalmente observa-se medula óssea normo ou hipercelular, com hiperplasia de série vermelha e displasia em uma ou mais linhagens, blastos em número reduzido (<5%) e sem bastonetes de Auer, e aumento do número de megacariócitos que exibem caracteristicamente núcleo pequeno, arredondado e hipolobulado. A importância da correta identificação da síndrome 5q- se justifica pela boa resposta ao tratamento com lenalidomida e pela sobrevida prolongada.

Sinopse fisiopatológica

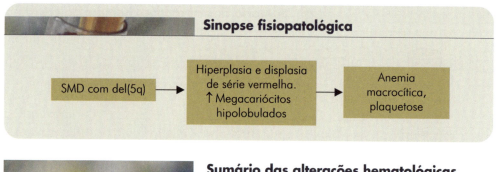

Sumário das alterações hematológicas

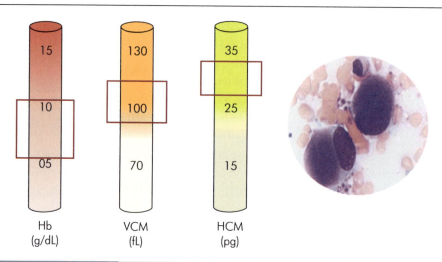

RDW	Normal ou aumentado
CHCM	Normal
Contagem de reticulócitos	Diminuída
DHL	Normal
Bilirrubina indireta	Normal
Leucometria	Normal ou diminuída (neutropenia)
Plaquetometria	Normal ou aumentada
Citologia	Macrocitose

Mieloftise

Mieloftise é o nome que geralmente se dá à infiltração da medula óssea por células metastáticas de neoplasias não hematológicas (principalmente câncer de pulmão, próstata e mama), embora alguns autores também incluam as infiltrações por neoplasias hematológicas e mielofibrose. A infiltração medular desloca o tecido hematopoiético e prejudica o seu funcionamento, podendo causar anemia e outras citopenias e, em alguns casos, a "expulsão" de precursores eritroides e granulocíticos da medula óssea para o sangue periférico, caracterizando uma situação conhecida por "quadro leucoeritroblástico". A biópsia de medula óssea é o melhor método para detecção de mieloftise. No sangue periférico, a anemia é frequentemente hipoproliferativa e, portanto, acompanhada de reticulocitopenia. A intensidade das citopenias, embora nem sempre correlacionada com o grau de infiltração medular, tende a melhorar com o tratamento da doença de base.

Sinopse fisiopatológica

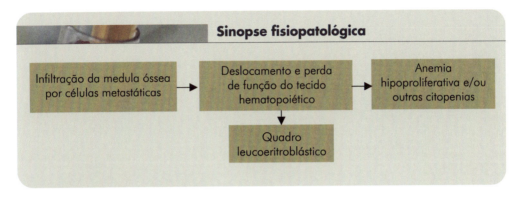

Infiltração da medula óssea por células metastáticas → Deslocamento e perda de função do tecido hematopoiético → Anemia hipoproliferativa e/ou outras citopenias

Quadro leucoeritroblástico

Sumário das alterações hematológicas

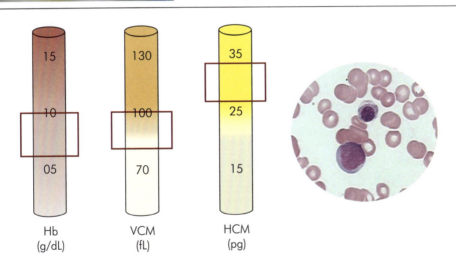

RDW	Normal
CHCM	Normal
Contagem de reticulócitos	Diminuída
DHL	Normal
Bilirrubina indireta	Normal
Leucometria	Normal ou diminuída
Plaquetometria	Normal ou diminuída
Citologia	Geralmente sem alterações; em alguns casos, podem ser observados dacriócitos, além de eritroblastos circulantes e precursores granulocíticos (quadro leucoeritroblástico)

Anemias por falência medular

CAPÍTULO 8

Outras categorias

Anemia de doença crônica

Também conhecida por anemia da inflamação, este é um tipo cada vez mais frequente de anemia, que ocorre em associação com infecções crônicas (ex.: tuberculose, HIV), câncer, doenças inflamatórias (ex.: artrite reumatoide, doença inflamatória intestinal), doença renal crônica, entre outras. O processo inflamatório e a secreção de citocinas, notadamente a interleucina-6, aumentam a secreção hepática de hepcidina, que por sua vez degrada a ferroportina, que normalmente exportaria o ferro a partir dos enterócitos e macrófagos para a circulação. O resultado desta degradação é a redução da absorção intestinal do ferro e a diminuição da liberação de ferro pelos macrófagos, limitando a oferta de ferro disponível na circulação para os eritroblastos, provocando uma eritropoiese deficiente em ferro, mesmo com estoque normal deste elemento. Outros mecanismos também contribuem para a anemia neste cenário, tais como a redução da produção de eritropoietina e diminuição da resposta à ação da eritropoietina endógena, além do encurtamento da sobrevida eritrocitária. Esse processo resulta em anemia, que geralmente é normocítica e normocrômica, podendo evoluir com microcitose e hipocromia discretas em alguns casos. Além disso, frequentemente observa-se reticulocitopenia. O perfil laboratorial do ferro demonstra ferro e saturação da transferrina normais ou diminuídos, contrastando com concentrações normais ou elevadas de ferritina. Nas doenças inflamatórias em atividade, especialmente na vigência de proteína C reativa elevada, recomenda-se adotar o corte da ferritina em 100 ng/mL, abaixo do qual considera-se que a deficiência de ferro seja absoluta. Já nos pacientes com ferritina acima de 100 ng/mL, mas com saturação da transferrina diminuída, considera-se a presença de deficiência funcional do ferro. Essa deficiência funcional de ferro que normalmente acompanha a anemia de doença crônica poder ser mais facilmente distinguida da deficiência absoluta de ferro pela utilização de parâmetros automatizados recentes como a concentração da hemoglobina reticulocitária e porcentagens de eritrócitos hipocrômicos e microcíticos. O tratamento da doença de base representa a forma mais eficaz de melhorar a anemia.

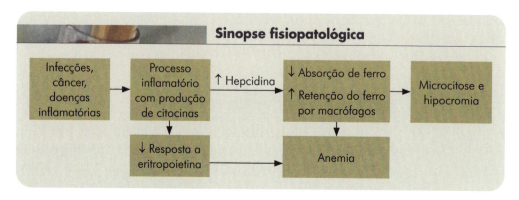

Sinopse fisiopatológica

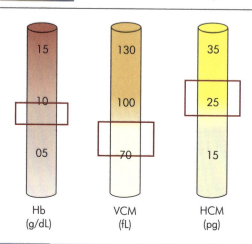

Sumário das alterações hematológicas

RDW	Normal
CHCM	Normal
Contagem de reticulócitos	Diminuída
Ferro sérico	Diminuído
Saturação da transferrina	Diminuída
Ferritina sérica	Normal ou aumentada
Citologia	Sem alterações significativas

Anemia na insuficiência renal crônica

A anemia é uma complicação frequentemente observada em pacientes com insuficiência renal crônica (IRC) e seu principal mecanismo é a diminuição da produção de eritropoietina decorrente da perda da função renal, resultando em um processo anêmico hipoproliferativo. Além disso, o tempo de vida do eritrócito encontra-se reduzido nessa doença e a uremia que acompanha o quadro suprime a atividade hematopoiética e causa disfunção plaquetária, o que propicia a ocorrência de sangramentos e ferropenia, intensificando a anemia. Perdas de sangue em pequena quantidade são também frequentes e inerentes aos procedimentos de hemodiálise. Outros fatores que também podem contribuir para a anemia na IRC são a deficiência de ácido fólico, intoxicação por alumínio, hipoparatiroidismo, hemólise e aumento do volume plasmático (hemodiluição). A intensidade do processo anêmico nessa condição geralmente se correlaciona com a gravidade da disfunção renal, embora possa ocorrer mesmo nos quadros modestos. No hemograma, a anemia é caracteristicamente normocítica e normocrômica, com valores de hemoglobina variando entre 5 e 10 g/dL. No esfregaço sanguíneo notam-se frequentes equinócitos, além de alguns acantócitos e esquizócitos. Em geral não há alteração das séries branca e plaquetária. O tratamento com eritropoietina corrige a anemia na maioria dos casos.

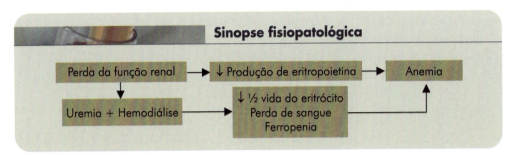

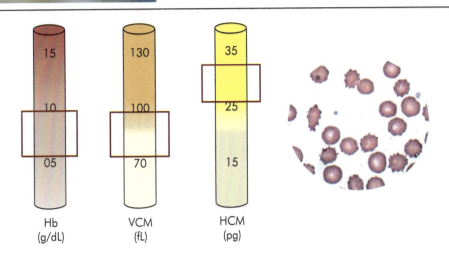

RDW	Normal ou aumentado
CHCM	Normal
Contagem de reticulócitos	Normal ou diminuída
Eritropoietina	Diminuída
Ferro sérico	Normal ou diminuído
Saturação da transferrina	Normal ou diminuída
Ferritina sérica	Diminuída, normal ou aumentada (processo inflamatório)
Citologia	Presença de equinócitos, acantócitos e esquizócitos

Anemia do idoso

Cerca de 1/3 das anemias em pacientes com mais de 65 anos não tem causa identificável como sangramentos, carências nutricionais (ex.: deficiência de ferro e vitamina B12), doenças crônicas, entre outras. Alguns fatores potencialmente associados a esse tipo de anemia são: falha no mecanismo de percepção da hipóxia e secreção de eritropoietina, sarcopenia (redução da massa corporal) com redução da demanda de oxigênio, alterações na fisiologia das células precursoras hematopoiéticas, polifarmácia, entre outras. Nessa situação, o diagnóstico baseia-se na exclusão clínica e laboratorial de possíveis doenças, alterações e tratamentos associados ao desenvolvimento de anemia. No hemograma, geralmente observa-se anemia normocítica e normocrômica de discreta a moderada intensidade.

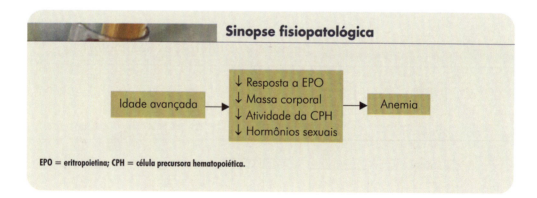

Sumário das alterações hematológicas

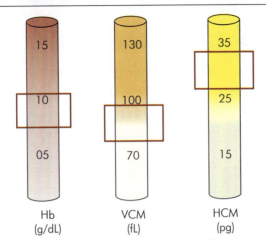

RDW	Normal
CHCM	Normal
Contagem de reticulócitos	Normal ou diminuída
Investigação da anemia carencial	Negativa
Investigação de doença crônica	Negativa
Citologia	Sem alterações significativas

Anemia da gestação

Nos dois primeiros trimestres de gestação, o volume plasmático aumenta em até 50%, enquanto a massa eritrocitária eleva-se em apenas 20% a 30%. O resultado desse desequilíbrio é a hemodiluição, que geralmente provoca anemia de discreta intensidade, com valores de hemoglobina em torno de 10,5 g/dL, especialmente entre a 16ª e a 40ª semana de gestação. Há também aumento fisiológico do VCM de cerca de 5 a 10 fL. Além da hemodiluição, outros fatores podem contribuir para o aparecimento da anemia na gestação, como a deficiência de ferro devido ao aumento da massa eritrocitária, consumo de ferro pelo feto e perda sanguínea durante o parto, além da deficiência de ácido fólico decorrente do aumento do seu catabolismo. Por esse motivo, a suplementação precoce das gestantes com ferro e ácido fólico é recomendada para reduzir o risco de anemia e defeitos na formação do tubo neural do feto.

Sinopse fisiopatológica

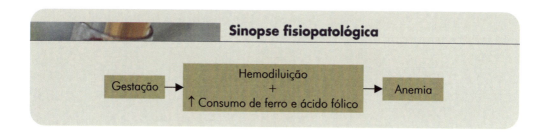

Sumário das alterações hematológicas

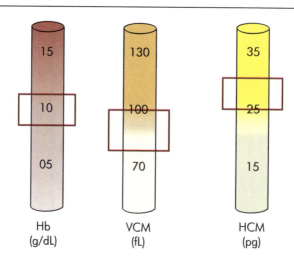

RDW	Normal ou aumentado
CHCM	Normal
Contagem de reticulócitos	Normal
Bilirrubina indireta	Normal
Citologia	Sem alterações significativas

Hemoglobinas instáveis

Hemoglobinas instáveis são variantes genéticas e hereditárias das hemoglobinas em que mutações de aminoácidos nas globinas alfa ou beta afetam a estrutura da molécula tornando-a instável. A principal causa da hemólise que ocorre nesses casos é a desnaturação e precipitação das cadeias globínicas, formando precipitados denominados de corpos de Heinz, que se alojam próximo à membrana eritrocitária. As alterações provocadas na membrana celular tornam os eritrócitos muito vulneráveis a ação de fagócitos, notadamente no baço. Devido à grande diversidade dos pontos e tipos de mutações na estrutura da globina, as apresentações clínicas e laboratoriais são muito variadas. Além disso, a anemia pode ser exacerbada pelo uso de certas medicações, principalmente aquelas com componentes oxidantes ou sulfonados, e por processos infecciosos. O eritrograma revela anemia de variável intensidade, com valores normais de VCM, porém com HCM e CHCM reduzidos devido à formação dos precipitados de hemoglobina e remoção dos mesmos pelos fagócitos. Há reticulocitose e a análise citológica revela anisocitose evidente, policromasia, pontilhado basófilo, presença de eritrócitos hipocrômicos, e células "mordidas". A confirmação diagnóstica requer testes específicos como o teste de desnaturação ao calor e em solução de isopropanol, pesquisa de corpos de Heinz por meio da coloração azul de cresil brilhante, eletroforese de hemoglobina e dosagem de meta-hemoglobina.

Sinopse fisiopatológica

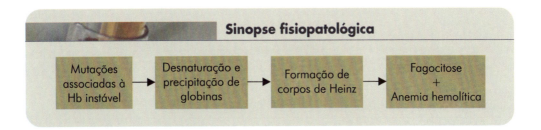

Sumário das alterações hematológicas

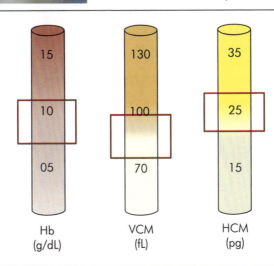

RDW	Aumentado
CHCM	Diminuído
Contagem de reticulócitos	Aumentada
Dosagem de meta-hemoglobina	Aumentada
Corpos de Heinz	Frequentes
Citologia	Anisocitose, policromasia, hipocromia, células "mordidas"

Hipotireoidismo

A utilização do oxigênio pelas células do organismo é influenciada por vários fatores, entre eles a função da tireoide. Assim, no hipotireoidismo, há redução da atividade metabólica corporal com consequente diminuição do consumo celular de oxigênio. Isso causa um mecanismo de adaptação com redução na concentração da hemoglobina, podendo levar à anemia. Nessa doença, a anemia, quando ocorre, é frequentemente de discreta intensidade com tendência a macrocitose. A reposição do hormônio tireoidiano geralmente normaliza o quadro hematológico.

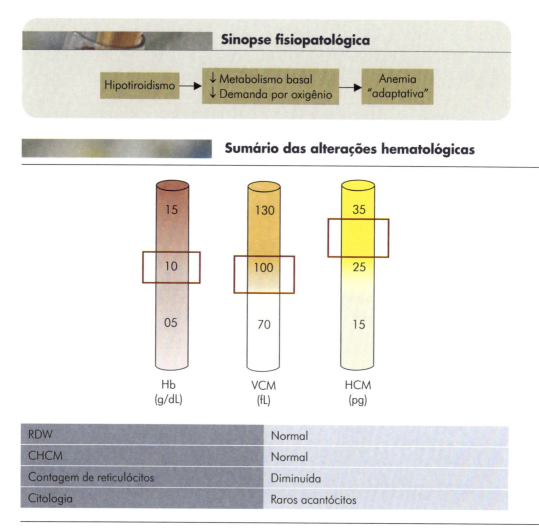

RDW	Normal
CHCM	Normal
Contagem de reticulócitos	Diminuída
Citologia	Raros acantócitos

Anemia sideroblástica

A anemia sideroblástica é uma anemia refratária caracterizada pela presença de "sideroblastos em anel" na medula óssea, que são eritroblastos com acúmulo de ferro sob a forma de grânulos dispostos ao redor do núcleo. Isso ocorre devido à incapacidade dos eritroblastos de incorporar o ferro ao grupo heme, provocando o seu acúmulo dentro das mitocôndrias e prejudicando a produção de hemoglobina. Esse defeito pode ser adquirido, como em certos tipos de síndrome mielodisplásica, ou hereditário. A forma hereditária resulta de um defeito genético ligado ao cromossomo X, geralmente afetando o gene da sintetase do ácido δ-aminolevulínico, que é a enzima responsável pela síntese do grupo heme. Na condição hereditária, a anemia é frequentemente microcítica e hipocrômica, de moderada intensidade, com anisopoiquilocitose evidente, presença de pontilhado basófilo e de corpos de Pappenheimer (pequenos grânulos escuros contendo ferro dentro do eritrócito). Já na síndrome mielodisplásica, a anemia, também de moderada intensidade, tende à macrocitose e há anisocitose significativa, poiquilocitose e dimorfismo (pequena população de micrócitos associada a outra maior de normócitos e macrócitos), além de leucopenia e plaquetopenia em alguns casos. Em ambas as condições, os valores de ferro, ferritina e saturação da transferrina encontram-se elevados.

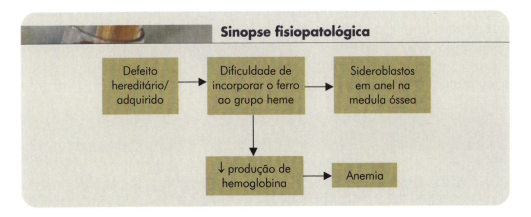

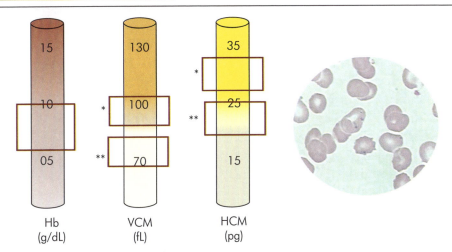

* Anemia sideroblástica adquirida (síndrome mielodisplásica).
** Anemia sideroblástica hereditária.

RDW	Normal ou aumentado
Contagem de reticulócitos	Diminuída
Ferro	Aumentado
Ferritina	Aumentada
Saturação da transferrina	Aumentada
Citologia	Anisopoiquilocitose, pontilhado basófilo, dimorfismo eritrocitário, corpos de Pappenheimer

Anemia diseritropoiética congênita

Esta condição compreende um grupo de doenças raras, de herança autossômica recessiva, com intensidade variável, caracterizadas por anemia crônica associada a diseritropoiese na medula óssea. Geralmente, há reticulocitopenia, icterícia, hemossiderose e, no sangue periférico, observam-se anisopoiquilocitose, macrocitose e pontilhado basófilo. Os três subtipos que compõem essa doença são determinados pelas características morfológicas dos precursores eritroides na medula óssea, incluindo alterações megaloblásticas, cariorrexe e bi ou multinucleação dos eritroblastos.

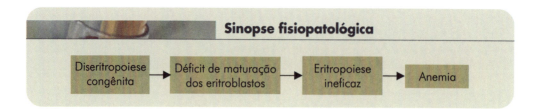

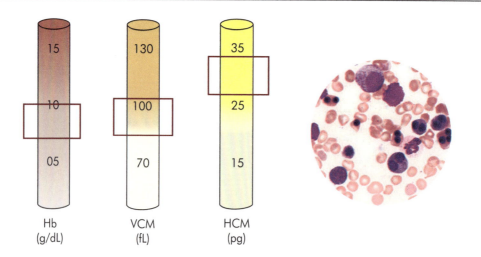

RDW	Normal
CHCM	Normal
Contagem de reticulócitos	Diminuída
Citologia	Anisopoiquilocitose, pontilhado basófilo, eritroblastos multinucleados no mielograma.

Policitemia vera

Classificada como doença mieloproliferativa crônica, a policitemia vera é uma doença clonal da célula precursora hematopoiética, caracterizada pela hiperproliferação de todas as linhagens mieloides (panmielose), notadamente da série vermelha. Essa doença é mais comum em homens e tem seu pico de incidência entre os 55 e 60 anos. O quadro clínico reflete a elevação acentuada da massa eritrocitária e a hiperviscosidade sanguínea, e inclui vermelhidão da pele, podendo haver pletora e congestão de mucosas, prurido (principalmente após banho quente), esplenomegalia, além do risco de trombose e hemorragia que ocorrem em até 25% dos casos. Cerca de 95% dos pacientes com policitemia vera apresentam a mutação genética adquirida *JAK2 V617F*, o que auxilia no diagnóstico, já que o mesmo se fundamenta principalmente na exclusão de outras patologias e quadros reacionais. O eritrograma revela aumento acentuado de glóbulos vermelhos, hematócrito e hemoglobina (geralmente > 16,5 g/dL nos homens e > 16,0 g/dL nas mulheres). Posteriormente, pode haver redução do VCM e do HCM devido a sangramentos gastrointestinais e também pelo elevado consumo de ferro na eritropoiese acelerada. Além disso, observa-se frequentemente leucocitose com desvio à esquerda e plaquetose, ambas de discreta a moderada intensidade. Dentre os testes confirmatórios destacam-se a presença da mutação *JAK2 V617F*, concentração normal ou diminuída de eritropoietina e biópsia de medula óssea evidenciando hipercelularidade medular com panmielose e aumento de megacariócitos maduros e pleomórficos. O tratamento visa reduzir o risco de eventos tromboembólicos e inclui sangrias e antiagregação plaquetária nos casos de baixo risco, até o uso de hidroxiureia e ruxolitinibe (inibidor de JAK 1 e 2) nos pacientes de alto risco.

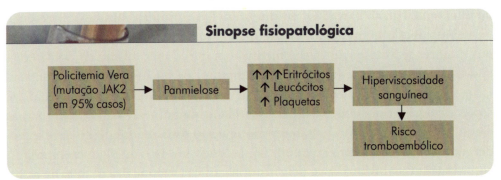

Sumário das alterações hematológicas

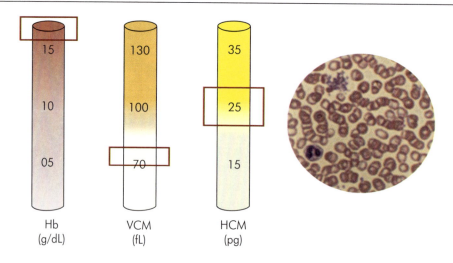

RDW	Normal ou elevado
Contagem de reticulócitos	Normal ou discretamente aumentada
Eritropoietina	Normal ou diminuída
Gasometria	Normal
Mutação JAK2	Presente (95% dos casos)
Citologia	Esfregaço "grosso" com grande número de eritrócitos, sem anisopoiquilocitose significativa

Policitemias reacionais

As policitemias reacionais geralmente representam a resposta fisiológica à hipóxia tecidual e queda da PO_2 no sangue, com consequente aumento da secreção de eritropoietina. Nesses casos, a hipóxia pode resultar de pneumopatias avançadas (ex.: DPOC, condições associadas ao tabagismo crônico), falhas na oxigenação do sangue (ex.: cardiopatias congênitas com comunicação interatrial ou interventricular), baixa PO_2 na atmosfera (ex.: grandes altitudes) e presença de hemoglobinas com alta afinidade pelo oxigênio. A exceção fica por conta dos tumores secretores de eritropoietina, em que o mecanismo da policitemia não está relacionado à hipóxia. Clinicamente, os pacientes podem apresentar pletora ou cianose decorrente da doença de base, mas geralmente não há esplenomegalia ou sinais de hiperviscosidade sanguínea. No hemograma, as elevações do hematócrito e da hemoglobina são usualmente de discreta a moderada intensidade, e não há alteração da leucometria e da plaquetometria. A confirmação diagnóstica se dá pela história clínica e exame físico, além de testes específicos que revelam concentração elevada de eritropoietina, PO_2 reduzida na gasometria e ausência de alterações sugestivas de policitemia vera, como a mutação JAK2. O tratamento é geralmente direcionado à doença de base.

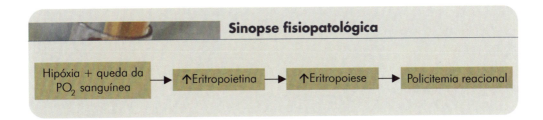

Sinopse fisiopatológica

Hipóxia + queda da PO_2 sanguínea → ↑Eritropoietina → ↑Eritropoiese → Policitemia reacional

Sumário das alterações hematológicas

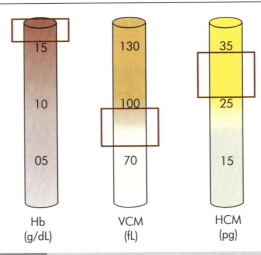

| Hb (g/dL) | VCM (fL) | HCM (pg) |

RDW	Normal
Contagem de reticulócitos	Aumentada
Eritropoietina	Normal ou aumentada
Gasometria	PO_2 reduzida (nas hipoxemias)
Mutação JAK2	Ausente
Citologia	Sem alterações significativas

PARTE 2

DOENÇAS QUE ALTERAM O LEUCOGRAMA

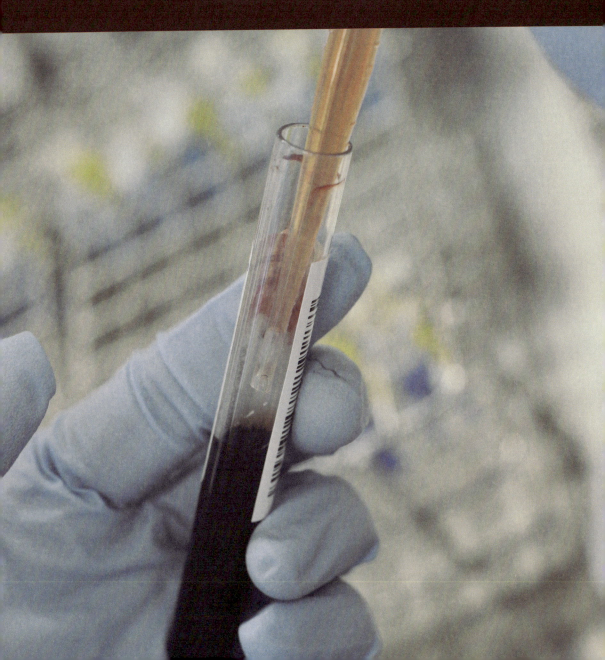

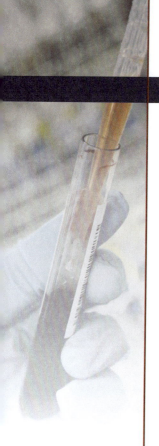

RESUMO DA PARTE 2

9   Processos infecciosos e inflamatórios

10 Alterações fisiológicas e medicamentos

11 Anomalias hereditárias dos leucócitos

12 Leucemias

13 Doenças linfoproliferativas

14 Doenças mieloproliferativas crônicas

CAPÍTULO 9

Processos infecciosos e inflamatórios

Introdução aos leucócitos

Os processos infecciosos figuram historicamente entre as maiores causas de óbito no ser humano, de modo que a evolução ao longo de milhares de anos permitiu a formação de um sistema de defesa altamente complexo e eficaz, conhecido por sistema imune. Os princípios do sistema imune baseiam-se no reconhecimento e eliminação de antígenos estranhos, notadamente os agentes infecciosos. Dentre os componentes do sistema imune, destacam-se:

- **Granulócitos:** células originadas a partir de uma sequência que se inicia com o mieloblasto e termina com a produção das formas circulantes: neutrófilos (bastonetes e segmentados), eosinófilos e basófilos (Tabela 9.1). A denominação de granulócitos é explicada pela presença de grânulos citoplasmáticos com conteúdo rico em enzimas que auxiliam em uma das principais funções dessa classe de leucócitos, qual seja, a fagocitose. Uma vez dentro dos vasos sanguíneos, metade dos neutrófilos está disposta à margem do endotélio (*pool* marginal) e a outra parte permanece circulando (*pool* circulante).

- **Linfócitos:** após a sua origem a partir de um precursor linfoide comum, os linfócitos seguem linhagens distintas: B, T e NK (*natural killer*). O processo maturativo inicial dos linfócitos B e T ocorre na medula óssea e no timo, respectivamente; já o processo de maturação final ocorre no tecido linfoide secundário, notadamente nos linfonodos. Os linfócitos T são ainda subdivididos em duas subclasses, CD8 e CD4, cuja função depende do reconhecimento de antígenos apresentados por meio de proteínas pertencentes ao complexo maior de histocompatibilidade (MHC) classe I e II, respectivamente (Tabela 9.2).

Tabela 9.1

Características e funções dos três tipos de granulócitos

	Características	Funções
Neutrófilos	Circulam por cerca de 12 horas e migram para o tecido	Quimiotaxia tecidual, fagocitose e destruição de micro-organismos
Eosinófilos	Grânulos com enzimas tóxicas a helmintos	Fagocitose, liberação de histamina, reatividade brônquica
Basófilos	Possuem receptores para IgE; transformação tecidual - mastócitos	Liberação de mediadores inflamatórios como histamina e leucotrienos

Fonte: Academia de Ciência e Tecnologia (AC&T).

Tabela 9.2

Principais tipos de linfócitos e suas funções

Tipos de linfócitos	Função
Linfócitos B	Produção de anticorpos
Linfócitos T CD4	Organização da resposta imune (requer apresentação do antígeno pelo MHC classe II)
Linfócitos T CD8	Citotoxicidade (requer reconhecimento do antígeno apresentado pelo MHC classe I)
Linfócitos *natural killer*	Destruição de células que não expressam MHC

Fonte: Academia de Ciência e Tecnologia (AC&T).

- **Monócitos**: originam-se na medula óssea e permanecem na circulação por 1 a 3 dias, quando migram para dentro do tecido e transformam-se em macrófagos. Os monócitos e macrófagos têm forte ação fagocítica, reconhecendo e removendo antígenos, especialmente aqueles que se encontram ligados a anticorpos e proteínas do complemento. Podem também atuar como célula apresentadora de antígenos ao linfócito T CD4, uma vez que expressam MHC classe II.

- **Citocinas:** são hormônios proteicos produzidos por uma variedade de células com a função de mediar e regular as respostas imunes e inflamatórias (Tabela 9.3).

Tabela 9.3

Principais tipos de citocinas e suas funções

Tipos de citocinas	Funções
Interleucinas (IL)	Citocinas produzidas por leucócitos que agem em outros glóbulos brancos
Interferons (IFN)	Interferem na replicação viral e proliferação celular
Fator de necrose tumoral (FNT)	Citocina inflamatória associada principalmente a infecções por Gram-negativos. Também induz lise de células tumorais
Quimiocinas	Citocinas com função quimioatrativa
Fatores de crescimento	Causam diferenciação e proliferação de células-tronco

Fonte: Academia de Ciência e Tecnologia (AC&T).

- **Complemento:** sistema composto por cerca de 20 proteínas, que segue o padrão de ativação em "cascata" e culmina em três eventos principais:
    1. liberação de peptídeos que ativam a inflamação;
    2. deposição da proteína C3b que facilita a fagocitose;
    3. lesão de membrana resultando em lise celular. Todos esses eventos contribuem significativamente para a defesa contra micro-organismos.

A produção, quantidade e distribuição dos diferentes tipos de leucócitos no sangue periférico são determinadas em grande parte pela atividade do sistema imune. Assim, em condições normais, os valores de referência leucocitários representam, com discretas oscilações, a homeostase da atividade imunológica.

Dessa maneira, a ativação do sistema imune, desencadeada por estímulos antigênicos como, por exemplo, bactérias, vírus e proteínas estranhas, frequentemente altera o número e a distribuição dos leucócitos, impactando na leucometria e no seu diferencial. Além disso, a intensidade com que a resposta imune é deflagrada pode gerar ou perpetuar um processo inflamatório local ou sistêmico.

Fisiologia da resposta imune e do processo inflamatório

Resposta imune

Para efeito didático, a ativação do sistema imune tem sido dividida em duas respostas que se comunicam e agem conjuntamente: a resposta imune natural, que é inata e não se altera com o tempo, e a resposta imune específica, que sofre adaptação e especialização ao longo da vida (Tabela 9.4).

Tabela 9.4

	Resposta natural	Resposta específica
Componentes	Fagócitos (neutrófilos, monócitos e macrófagos), citocinas, proteínas do sistema complemento	Linfócitos B (resposta humoral) Linfócitos T (resposta celular)
Características	Mais rápida	Mais demorada
	Pouco precisa	Mais específica
	Afeta tecidos normais	Desenvolve memória

Fonte: Academia de Ciência e Tecnologia (AC&T).

O exemplo clássico da atuação do sistema imune são as etapas fisiopatológicas desencadeadas por uma infecção. Após a invasão de micro-organismos, o "primeiro combate" é dado por meio da resposta inata, em que a ação de fagócitos e mediadores inflamatórios tem o potencial de eliminar os patógenos estranhos. Quando essa primeira etapa não é bem-sucedida, os linfócitos são "avisados" do problema por meio de apresentação direta do antígeno (ou fragmentos do mesmo), ou por meio de hormônios proteicos denominados de citocinas. Geralmente, os linfócitos ativados por esse mecanismo são linfócitos T da subclasse CD4 – também conhecidos por *helper* ou auxiliares que, dependendo do estímulo que recebem, optam por privilegiar uma resposta fundamentada no ataque celular direto (resposta celular ou Th1) ou focada na produção de anticorpos (resposta humoral ou Th2) (Tabela 9.5).

A Figura 9.1 ilustra a sequência da ação do sistema imune a partir do combate inicial exercido pelos macrófagos (resposta natural) até a ativação do linfócito T CD4 (resposta específica) que potencializa a ação de fagócitos e coordena o estímulo à produção de anticorpos bem como a ação do complemento.

Tabela 9.5

Principais características das respostas mediadas pelas subséries de linfócitos CD4

Características	Th1	Th2	Th17	Treg
Foco	Resposta imune mediada por células; patógenos intracelulares (p. ex.: vírus)	Resposta imune mediada por anticorpos patógenos extracelulares (p. ex.: parasitas)	Resposta imune mediada por células; patógenos extracelulares (p. ex.: bactérias)	Tolerância imune; regulação da resposta imune
Citocinas envolvidas	IFN-γ, IL-2	IL-4 e 5	IL-17, 21 e 22	TGF-b, IL-35 e 10
Células-alvo a serem estimuladas	Linfócito T CD8 (citotóxico), macrófagos	Linfócitos B, eosinófilos	Neutrófilos, macrófagos	Linfócitos T
Efeitos colaterais	Reação de hipersensibilidade tardia (ex.: granuloma da tuberculose), doenças autoimunes	Reação de hipersensibilidade imediata (ex.: anafilaxia), reações alérgicas	Autoimunidade (ex.: artrite reumatoide, esclerose múltipla)	--

Th = linfócitos T *helper*; IFN = interferon; IL = interleucina; TGF = fator de transformação do crescimento.
Fonte: Academia de Ciência e Tecnologia (AC&T).

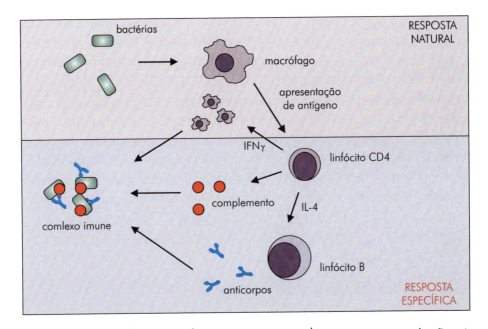

Figura 9.1 – Sequência de ativação da resposta imune, com destaque para a comunicação entre as respostas natural e específica e seus componentes.

IFN = interferon; IL = interleucina.
Fonte: Academia de Ciência e Tecnologia (AC&T).

Desse modo, a capacidade de reconhecimento de antígenos, por meio de receptores específicos localizados na superfície dos linfócitos, representa o ponto crucial para a resposta imune ser bem-sucedida. A formação inicial dos receptores de antígeno dos linfócitos B e T ocorre na medula óssea e no timo, respectivamente. Na etapa seguinte de maturação, que ocorre no tecido linfoide secundário, notadamente nos linfonodos, o contato dos antígenos com os linfócitos deflagra novos rearranjos genéticos nessas células que determinarão a especificidade dos seus receptores de antígeno. Além disso, os receptores de antígenos dos linfócitos B, uma vez formados e expressos, podem se desligar da superfície celular, recebendo o nome de anticorpos ou imunoglobulinas.

Processo inflamatório

O processo inflamatório integra a resposta imune à medida que é um dos meios utilizados no combate aos agentes infecciosos. A lesão de tecidos e seus vasos sanguíneos adjacentes, que acompanha ou precipita a ocorrência de infecções, representa uma das causas mais frequentes de inflamação. Nesse contexto, a ativação e degranulação dos mastócitos teciduais com liberação de histamina e outras substâncias vasoativas provoca vasodilatação e aumento da permeabilidade vascular. O aumento da permeabilidade vascular é fundamental à medida que possibilita a migração de neutrófilos e monócitos circulantes, além de componentes plasmáticos, para o local da infecção e é também o mecanismo pelo qual a inflamação se manifesta por meio de sinais como rubor, calor, dor e edema no local da lesão.

A intensidade da resposta inflamatória é regulada pela ação de citocinas que, dependendo do tipo e da quantidade, podem ter efeitos benéficos ou deletérios. Assim, o fator de necrose tumoral, uma importante citocina inflamatória associada a infecções por Gram-negativos, provoca apenas inflamação local quando presente em pequena quantidade, porém pode levar ao choque séptico por diminuição da perfusão tecidual e vasodilatação quando em grande quantidade.

Com a resolução da infecção, o processo inflamatório evolui e a reparação tecidual se inicia com a deposição de fibrina e colágeno no local da lesão.

Avaliação laboratorial dos leucócitos

Citologia

Em condições normais, a análise morfológica permite distinguir os diferentes tipos de leucócitos e, no caso dos granulócitos, as suas diferentes fases de maturação (Tabela 9.6).

Tabela 9.6

Principais características citológicas dos diferentes tipos de leucócitos

Tipos de leucócitos	Características morfológicas
Mieloblastos	Grandes; citoplasma basofílico com ou sem grânulos; núcleo com cromatina frouxa e nucléolos frequentemente visíveis
Promielócitos	Grandes; numerosos grânulos primários (grandes e escuros) e presença de zona de Golgi no citoplasma; núcleo na periferia da célula; nucléolo pode ser visível
Mielócitos	Menores que seus precursores; citoplasma mais claro e com menos grânulos primários; núcleo com maior condensação da cromatina
Metamielócitos	Predomínio de grânulos secundários (pequenos e rosados) no citoplasma; núcleo achatado podendo apresentar indentação central
Bastonetes	Citoplasma maduro; núcleo alongado e curvo com maior condensação da cromatina
Segmentados	Citoplasma maduro; núcleo segmentado em 2 a 4 lobos com estágio final de condensação da cromatina

Continua...

Tabela 9.6

Principais características citológicas dos diferentes tipos de leucócitos – continuação

Tipos de leucócitos	Características morfológicas
Eosinófilos	Grânulos citoplasmáticos de tonalidade vermelho-alaranjado; núcleo geralmente bilobado
Basófilos	Presença de grânulos de coloração preto-purpúrea no citoplasma e dificultando a visualização do núcleo
Linfócitos típicos	São pequenos; citoplasma escasso, claro e agranular; núcleo com cromatina escura e condensada
Linfócitos atípicos	Linfócitos ativados; são grandes; citoplasma abundante e de contorno irregular; núcleo com condensação variável da cromatina
Plasmócitos	Linfócitos B maduros; citoplasma basofílico com zona de Golgi evidente; núcleo na periferia da célula com cromatina condensada
Monócitos	São grandes; citoplasma abundante e claro, podendo ser vacuolizado; núcleo pleomórfico e frequentemente lobulado

Fonte: Academia de Ciência e Tecnologia (AC&T).

Em condições normais, os leucócitos que podem ser observados no sangue periférico são os neutrófilos bastonetes e segmentados, eosinófilos, basófilos, linfócitos típicos e atípicos, e monócitos.

A Figura 9.2 apresenta um esquema desenvolvido na Academia de Ciência e Tecnologia (AC&T), que representa a evolução das principais características morfológicas observadas no processo de maturação dos granulócitos.

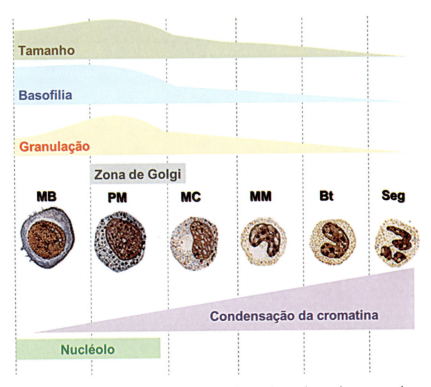

Figura 9.2 – Características morfológicas normais observadas ao longo do processo de maturação dos granulócitos.

MB – mieloblasto; PM – promielócito; MC – mielócito; MM – metamielócito; Bt – neutrófilo bastonete; Seg – neutrófilo segmentado.
Fonte: Academia de Ciência e Tecnologia (AC&T).

Imunofenotipagem

A imunofenotipagem é um método muito útil na diferenciação de linhagens e estágios maturativos dos leucócitos, em especial os linfócitos, cujas linhagens não podem ser determinadas por meio da análise citológica. A imunofenotipagem será melhor abordada no Capítulo 12.

Valores de referência

Os valores de referência dos leucócitos no sangue periférico variam em função da idade, mas podem ser também influenciados por outros fatores como sexo, etnia, altitude, gestação, prematuridade, condições socioeconômicas, entre outros (Tabela 9.7). Desse modo, os valores de referência adotados por um determinado laboratório devem, na medida do possível, respeitar a variabilidade intra e interpopulacional para aquele local. Vale destacar que os valores de referência são geralmente obtidos separadamente para cada tipo de leucócito, de forma que um paciente poderá apresentar leucocitose quando a maioria dos seus leucócitos estiverem próximos aos limites superiores da normalidade.

Tabela 9.7

Valores de referência dos leucócitos no sangue periférico em função da idade, adotados pelo laboratório do autor

Leucograma	1 a 3 anos %	1 a 3 anos Abs.	4 a 14 anos %	4 a 14 anos Abs.	Acima de 14 anos %	Acima de 14 anos Abs.
Leucócitos totais	—	5,0-15,0	—	4,5-13,5	—	4,0-10,0
Bastonetes	1-8	0,04-0,6	0-4	0,0-0,4	0-4	0,0-0,4
Segmentados	20-40	1,5-6,0	35-55	2,0-6,0	36-66	2,0-7,5
Eosinófilos	2-10	0,2-1,0	2-8	0,2-0,8	1-5	0,1-0,5
Basófilos	0-1	0,0-0,1	0-1	0,0-0,1	0-1	0,0-0,1
Linfócitos	40-60	2,0-8,0	30-55	1,5-8,5	25-45	1,5-4,0
Monócitos	4-10	0,2-1,5	4-10	0,2-1,5	2-10	0,2-0,8

Abs = valor absoluto (x 10^6/dL).
Fonte: Academia de Ciência e Tecnologia (AC&T).

Pode-se deduzir, a partir da representação dos valores de referência, que as alterações quantitativas dos leucócitos podem ser relativas (percentuais) e/ou absolutas. Independente da padronização quanto à confecção de laudos nos diferentes laboratórios, deve-se destacar que as alterações absolutas têm maior relevância clínica do que as relativas. A única situação em que a avaliação dos valores relativos adquire maior importância é no **desvio à esquerda**, especialmente na vigência de leucocitose. Denomina-se desvio à esquerda o aumento do número de precursores granulocíticos (bastonetes, metamielócitos, mielócitos e, por vezes, até promielócitos e mieloblastos) no sangue periférico, pressupondo de forma didática que a linha normal de maturação seja representada da esquerda para a direita. O desvio à esquerda pode ser escalonado, quando o aparecimento dos precursores granulocíticos na circulação respeita a ordem de maturação, fazendo com que a proporção de células maduras seja maior do que a de células jovens, ou não escalonado, quando a ordem de maturação não é respeitada.

Infecções bacterianas

A fagocitose é o principal mecanismo pelo qual as bactérias são destruídas no organismo, embora a produção de anticorpos contra componentes de sua estrutura (ex.: cápsula, exotoxinas) também seja importante e represente a base da maior parte das vacinas antibacterianas. Nas infecções bacterianas, as alterações leucocitárias tendem a se correlacionar com as diferentes etapas do processo infeccioso e suas intensidades. Desse modo, na fase inicial da infecção, o processo inflamatório promove o recrutamento de neutrófilos marginados ao endotélio e também uma parte dos circulantes para o local da infecção, podendo causar leucopenia. Com a potencialização e organização da resposta imune – que pode levar horas ou dias para ocorrer –, há repercussão sistêmica com liberação de citocinas que estimulam a produção do setor granulocítico da medula óssea, aumentando o número de neutrófilos maduros, bem como o de formas jovens, na circulação e causando a leucocitose. A intensidade da neutrofilia depende de fatores como a virulência da bactéria, idade e estado de saúde do indivíduo. Assim, crianças parecem apresentar neutrofilias mais intensas que adultos, ao passo que idosos, desnutridos e imunocomprometidos podem apresentar resposta branda ou fraca perante a mesma infecção. Dentre as bactérias, os cocos Gram-positivos são os que mais causam neutrofilia.

No leucograma, portanto, é frequente o achado de leucocitose com neutrofilia e presença de **desvio à esquerda**, geralmente escalonado. Nos casos leves, o desvio pode se limitar ao aumento do número de bastonetes, enquanto nos casos graves é possível a presença de promielócitos e mieloblastos circulantes. Em algumas ocasiões, a resposta imune é tão exacerbada que a leucometria atinge níveis geralmente observados apenas em processos leucêmicos, daí o nome de "**reação leucemoide**". Nas infecções bacterianas, a análise morfológica dos neutrófilos usualmente revela a presença de **granulações "tóxicas"**, que são, na verdade, grânulos primários remanescentes nas formas maduras devido à hipersolicitação medular. Nas infecções graves e prolongadas pode-se notar ainda a presença de vacuolização citoplasmática nos neutrófilos e, por vezes, inclusões arroxeadas denominadas de **corpos de Döhle** na borda do citoplasma, indicando liquefação do retículo endoplasmático. Nas infecções bacterianas, a contagem de linfócitos é muito variável, mas pode haver aumento do número de linfócitos atípicos.

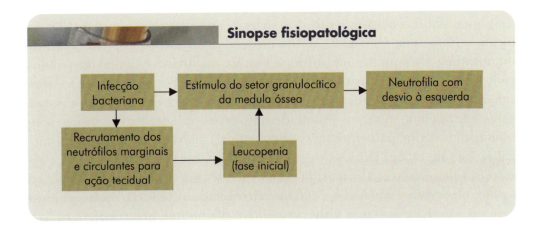

Sumário das alterações hematológicas

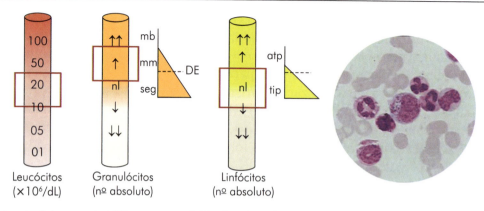

mb = mieloblasto; mm = metamielócito; seg = segmentado; DE = desvio à esquerda; atp = linfócitos atípicos; tip = linfócitos típicos.

Hemoglobina	Normal
Plaquetometria	Normal ou diminuída
Desvio à esquerda	Presente; geralmente escalonado
Citologia	Granulações tóxicas e vacuolização citoplasmática nos neutrófilos; ocasionalmente há presença de corpos de Döhle

Infecções virais

Ao contrário das bactérias, os vírus não têm parede celular, nem atividade metabólica independente, de modo que utilizam células hospedeiras para se replicarem. O interferon é a principal citocina que confere proteção inicial às infecções virais, e os anticorpos são importantes na prevenção da invasão e disseminação dos vírus na corrente sanguínea. Já os linfócitos citotóxicos (CD8) e *natural killer* são os responsáveis pela destruição de células infectadas, impedindo o alastramento dos vírus de uma célula para outra. Dessa forma, a linfocitose com aumento do número de linfócitos atípicos (reativos ou ativados) é frequente nas infecções virais. Alguns vírus estão associados com determinadas síndromes hematológicas, como o vírus Epstein Barr, causador da mononucleose infecciosa, que além da repercussão laboratorial característica com número elevado de linfócitos atípicos, causa também adenomegalias (principalmente na região cervical), além de hepatoesplenomegalia. Tais alterações clínicas são também frequentes na toxoplasmose e na infecção pelo citomegalovírus. Já o vírus da dengue deflagra doença febril aguda, associada à mialgia e cefaleia retrorbitária intensas, sendo que nos casos graves, há associação entre vasculite e plaquetopenia, configurando a febre hemorrágica da dengue. De maior importância, o vírus HIV impacta nas contagens sanguíneas pela infecção e destruição dos linfócitos T CD4 e, por vezes, infectam também precursores hematológicos levando ao quadro de pancitopenia. Laboratorialmente, além da linfocitose, não é raro observar *rouleaux* eritrocitário e plaquetopenia na fase aguda das infecções virais; em determinados casos é possível a ocorrência de leucopenia e, em outros, neutrofilia com desvio à esquerda. A análise citológica revela aumento significativo de linfócitos atípicos (> 5% da fórmula leucocitária) que são, na verdade, linfócitos ativados pela resposta imune, com as seguintes características morfológicas: tamanho aumentado, citoplasma abundante e de contorno irregular, núcleo com condensação variável da cromatina, podendo ocasionalmente apresentar nucléolos.

Sinopse fisiopatológica

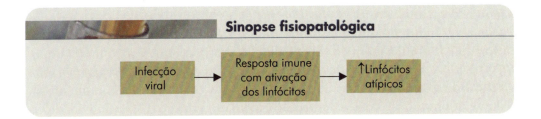

Sumário das alterações hematológicas

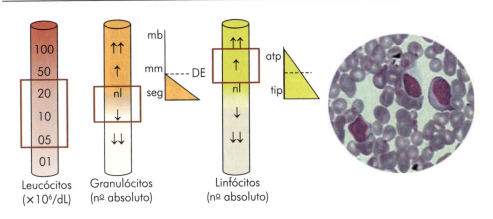

mb = mieloblasto; mm = metamielócito; seg = segmentado; DE = desvio à esquerda; atp = linfócitos atípicos; tip = linfócitos típicos.

Hemoglobina	Normal
Plaquetometria	Normal ou diminuída
Desvio à esquerda	Incomum
Citologia	Linfócitos atípicos (reativos) em número aumentado

Processos infecciosos e inflamatórios 107

COVID-19 (fase inicial)

A fase inicial da COVID-19 (ver Capítulo 17), doença causada pelo novo coronavírus (SARs-Cov2), é caracterizada pelo período de proliferação viral. Nesta fase, o paciente frequentemente apresenta sintomas característicos de uma síndrome gripal. No entanto, no hemograma de apresentação – normalmente colhido em serviços de emergência – já é possível identificar alterações relacionadas a COVID-19, que diferem daquelas observadas nas infecções virais convencionais (ver Capítulo 9). O leucograma normalmente revela leucometria total e contagem de neutrófilos normais ou discretamente elevadas, com linfopenia relativa e absoluta. Consequentemente, há elevação da relação neutrófilos/linfócitos, que tende a se correlacionar com a gravidade da doença. A presença de linfopenia na COVID-19 é muito característica e contrasta com a linfocitose característica das viroses convencionais, e a neutrofilia não é tão acentuada quanto as observadas em pacientes com pneumonias bacterianas. Pacientes com pneumonia por influenza A e H1N1 também podem apresentar linfopenia, mas é frequente a presença de monocitose, que é algo incomum na COVID-19. A análise de dados de população leucocitária (*cell population data; CPD*) no hemograma inicial de pacientes com COVID-19 revela aumento de volume dos monócitos e dos neutrófilos, além de redução da condutividade em neutrófilos e aumento da variação de volume monocitário (MDW). Do ponto de vista morfológico, não há características marcantes ou específicas, mas pode-se observar linfócitos reativos com morfologia linfoplasmocitóide e neutrófilos pré-apoptóticos, com núcleo hipossegmentado ou granulação irregular. O eritrograma e a contagem de plaquetas raramente se alteram de forma significativa, mas podem ser encontradas algumas hemácias em forma de cogumelo ou pinça no esfregaço sanguíneo.

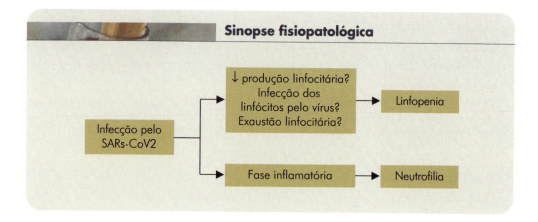

Sumário das alterações hematológicas

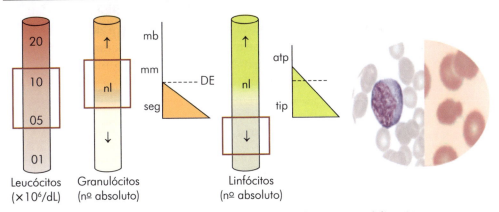

mb=mieloblasto; mm=metamielócito; seg=segmentado; DE=desvio à esquerda; atp=linfócitos atípicos; tip=linfócitos típicos.

Hemoglobina	Normal
Plaquetometria	Normal
Desvio à esquerda	Ausente ou discreto na apresentação
Citologia	inespecífica (alguns linfócitos linfoplasmocitóides, neutrófilos com granulação e segmentação irregulares, hemácias em forma de cogumelo)

Parasitoses

As parasitoses, especialmente as intestinais, constituem um importante problema de saúde pública nos países em desenvolvimento, associando-se com quadros de diarreia crônica e desnutrição, principalmente em crianças e jovens. Essas infecções geralmente contam com a participação de vetores ou ingestão de alimentos contaminados com ovos, larvas ou cistos, e apresentam ciclos vitais complexos, com modelos migratórios que ocasionam a passagem ou instalação do parasito em determinados órgãos (ex.: pulmão, fígado). Algumas das principais características que as parasitoses têm em comum são a eosinofilia e o aumento das concentrações de IgE. Isso ocorre porque a infestação parasitária causa forte estimulação dos linfócitos T CD4 da subclasse Th2, que produzem certas citocinas, notadamente as interleucinas 4 e 5, as quais induzem a produção de IgE pelos linfócitos B, além de promover a proliferação e ativação dos eosinófilos, que são células com toxicidade potente a helmintos. Nessas situações, o hemograma revela leucocitose de intensidade variável com eosinofilia relativa e absoluta. É comum a observação de anemia ferropriva associada ao quadro, especialmente em crianças. Em virtude da forte associação entre eosinofilia e parasitose, alguns médicos recomendam a utilização de antiparasitários de forma empírica em pacientes assintomáticos com eosinofilia persistente.

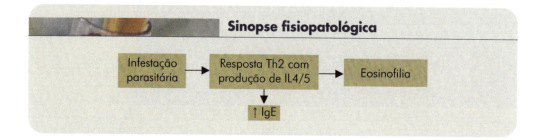

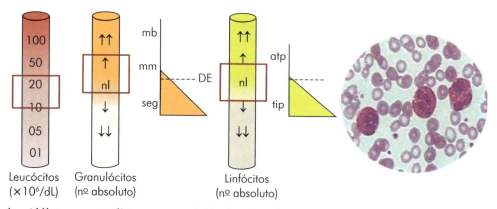

mb = mieloblasto; mm = metamielócito; seg = segmentado; DE = desvio à esquerda; atp = linfócitos atípicos; tip = linfócitos típicos.

Hemoglobina	Normal ou diminuída (anemia ferropriva)
Plaquetometria	Normal
Desvio à esquerda	Incomum
Citologia	Aumento do número de eosinófilos maduros

Processos alérgicos

A reação alérgica é, na verdade, uma faceta indesejável da resposta imune, deflagrada por partículas antigênicas denominadas de alérgenos. O mecanismo dessa reação se manifesta por inflamação aguda desencadeada pela ligação da IgE a receptores específicos presentes na superfície dos mastócitos teciduais, provocando sua degranulação com liberação de mediadores inflamatórios potentes, como a histamina. A ação local desses mediadores consiste em uma vasodilatação com edema, vermelhidão e dor ou prurido. No entanto, a repercussão sistêmica pode causar anafilaxia, uma reação perigosa que cursa com broncoespasmo, *rashes* cutâneos, edema de glote e, por vezes, choque. A ativação da resposta imune e a degranulação mastocitária são os prováveis mecanismos responsáveis pela eosinofilia frequentemente observada nos processos alérgicos.

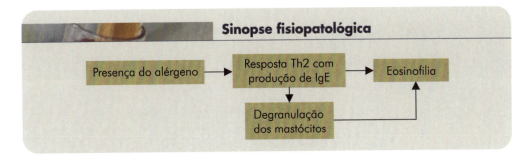

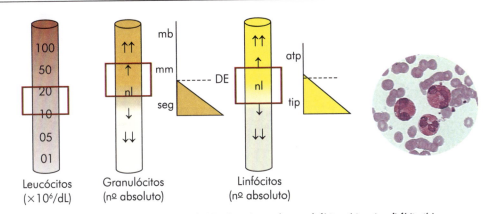

mb = mieloblasto; mm = metamielócito; seg = segmentado; DE = desvio à esquerda; atp = linfócitos atípicos; tip = linfócitos típicos.

Hemoglobina	Normal
Plaquetometria	Normal
Desvio à esquerda	Ausente
Citologia	Aumento do número de eosinófilos maduros

Processos inflamatórios agudos

O processo inflamatório agudo é geralmente o denominador comum resultante da resposta imune associada às infecções bacterianas, virais, fúngicas, parasitárias e processos alérgicos, além de acompanhar também traumas e lesões teciduais. Essa grande diversidade de situações em suas diferentes intensidades repercute de forma muito variada no sangue periférico, como já abordado em outros tópicos deste capítulo. Dentre as alterações possíveis no hemograma, destacam-se as leucocitoses e leucopenias de leve a moderada intensidade, em que o predomínio celular depende da etiologia do processo. A plaquetometria pode estar normal ou reduzida, e o eritrograma frequentemente não se altera. É importante destacar também que uma das principais causas de leucopenia em nosso meio é o uso (e abuso) de anti-inflamatórios não esteroidais.

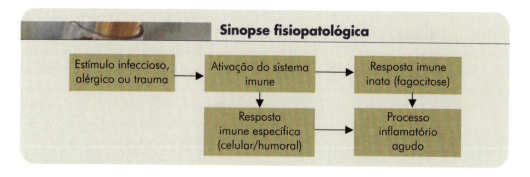

Sumário das alterações hematológicas

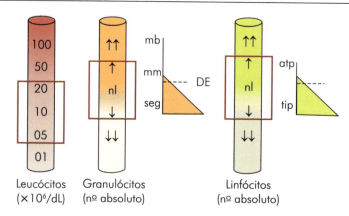

mb = mieloblasto; mm = metamielócito; seg = segmentado; DE = desvio à esquerda; atp = linfócitos atípicos; tip = linfócitos típicos.

Hemoglobina	Normal
Plaquetometria	Normal ou diminuída
Desvio à esquerda	Ausente ou presente (infecção bacteriana)
Citologia	Varia em função da etiologia

Processos inflamatórios crônicos

Os principais mecanismos responsáveis pela instalação de um processo inflamatório crônico são inflamação aguda persistente devido à incapacidade do organismo em eliminar certos patógenos (ex.: tuberculose, úlceras), persistência de corpos estranhos e reações autoimunes (ex.: artrite reumatoide, lúpus eritematoso sistêmico). Essa fase da inflamação é mediada principalmente pela resposta imune celular e caracteriza-se pelo predomínio de células mononucleares (linfócitos, monócitos e macrófagos) no local da inflamação. Dentre as complicações associadas ao processo inflamatório crônico, destacam-se a lesão tecidual e as tentativas de reparo por meio de fibrose e angiogênese; por vezes, o aglomerado de macrófagos em torno de patógenos não degradáveis forma uma estrutura denominada de granuloma, comum na tuberculose. Na inflamação crônica os sintomas não são tão exacerbados quanto nos episódios agudos, embora sejam insidiosos e persistentes. Da mesma forma, geralmente não há alterações significativas no hemograma, embora possa ocorrer leucocitose ou leucopenia, além de alterações específicas como monocitose na tuberculose e eosinofilia na artrite reumatoide e no lúpus.

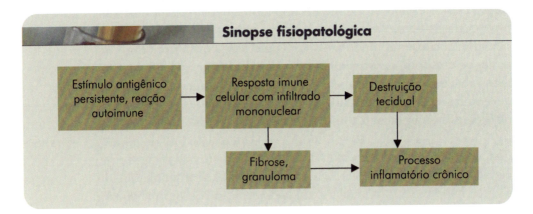

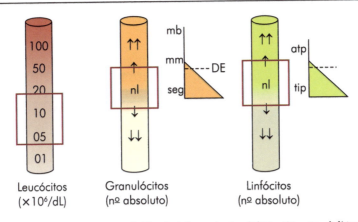

mb = mieloblasto; mm = metamielócito; seg = segmentado; DE = desvio à esquerda; atp = linfócitos atípicos; tip = linfócitos típicos.

Hemoglobina	Normal ou diminuída (anemia de doença crônica)
Plaquetometria	Normal, diminuída ou aumentada (lesão tecidual)
Desvio à esquerda	Ausente ou presente (infecção bacteriana)
Citologia	Varia em função da etiologia

Processos infecciosos e inflamatórios

Síndrome hemofagocítica

Também conhecida por linfo-histiocitose hemofagocítica, a síndrome hemofagocítica é uma condição grave e rara, potencialmente fatal e de cunho imune, que se instala a partir de uma "tempestade" de citocinas, notadamente interferon-γ e TNF-α, que deflagra um potente processo inflamatório. Esta síndrome caracteriza-se clínica e laboratorialmente por febre, hepatoesplenomegalia, citopenias, hipertrigliceridemia, hiperferritinemia, hipofibrinogenemia e observação de hematofagocitose na medula óssea, fígado, baço ou linfonodos. A síndrome hemofagocítica pode ocorrer de forma primária, associada a defeitos genéticos que desestabilizam a citotoxicidade linfocitária e a regulação da resposta imune, ou de forma secundária, associada a neoplasias, infecções (p. ex.: infecções causadas pelo vírus Epstein Baar, Citomegalovírus, HIV e SARs-CoV2) ou doenças autoimunes (p. ex.: lúpus eritematoso sistêmico ou doença de Still do adulto). O fenômeno da hematofagocitose, resulta da hiperativação de macrófagos e monócitos pela elevação de citocinas, que passam a fagocitar células sanguíneas maduras e precursoras, como observado na microscopia do aspirado ou biópsia de medula óssea.

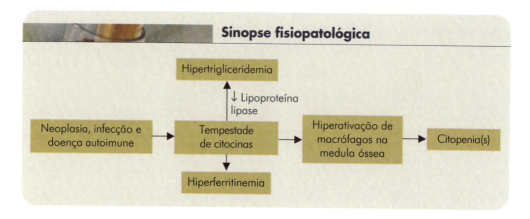

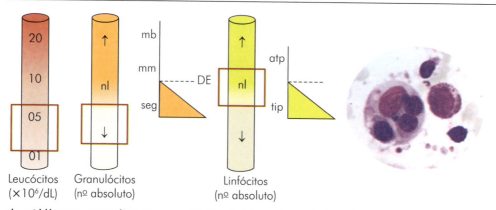

mb = mieloblasto; mm = metamielócito; seg = segmentado; DE = desvio à esquerda; atp = linfócitos atípicos; tip = linfócitos típicos.

Doenças Que Alteram os Exames Hematológicos

Hemoglobina	Normal ou diminuída
Plaquetometria	Normal ou diminuída
Desvio à esquerda	Pode ocorrer dependendo da doença de base
Citologia	Hemofagocitose (eritrócitos, leucócitos ou plaquetas fagocitados por macrófagos) no mielograma

CAPÍTULO 10

Alterações fisiológicas e medicamentos

Introdução

Muitas vezes, determinadas alterações laboratoriais não resultam de doenças, mas sim de alterações fisiológicas ou do uso de certas medicações.

Assim, oscilações no hemograma podem decorrer de modificações fisiológicas induzidas pela atividade física, gestação ou do metabolismo do recém-nascido, entre outros. Essas alterações representam adaptações do metabolismo basal e da atividade imunológica, geralmente temporárias, e necessárias a cada uma dessas situações.

Do mesmo modo, medicações utilizadas no tratamento de expressiva variedade de doenças podem apresentar, como efeito colateral, toxicidade hematológica. Nesses casos, a continuidade ou suspensão do tratamento dependerá da intensidade dessa toxicidade e do risco que ela representa para o paciente. Há ainda uma classe de drogas utilizadas para induzir a produção de células sanguíneas, como é o caso dos fatores de crescimento, notadamente a eritropoietina e o fator de crescimento de colônias de granulócitos, em que as alterações laboratoriais observadas geralmente representam o efeito terapêutico da droga.

Essas situações devem, portanto, ser lembradas por médicos e profissionais de laboratório como parte do diagnóstico diferencial da maioria das alterações laboratoriais. Isso significa também que para evitar interpretações equivocadas seria importante estabelecer valores de referência adaptados para determinadas condições especiais (p. ex.: gestantes, recém-nascidos).

Recém-nascidos

Os primeiros dias e semanas de vida extrauterina são acompanhados por alterações fisiológicas dos parâmetros hematológicos. Na série branca, há um pico de leucocitose após 12 horas do nascimento (variando de 10 a 40 × 10^6/dL), com predomínio de neutrófilos, que podem perfazer até 60% da contagem diferencial de leucócitos. Nessa fase, pode haver inclusive desvio à esquerda. A partir daí e até o 3º dia de vida, a leucometria diminui paulatinamente a níveis inferiores aos do nascimento e o desvio à esquerda diminui ou desaparece. Ao final da primeira semana de vida, o número de neutrófilos já é inferior ao de linfócitos. Vale ressaltar que a morfologia linfocitária normal na infância, em especial a do recém-nascido, é diferente daquela do adulto, devido à presença de precursores linfoides B e T. Outro fator importante e comum nesse contexto é a presença de eritroblastos circulantes, especialmente na primeira semana de vida; em média são observados 3 a 10 eritroblastos para cada 100 leucócitos contados no RN a termo, porém o número pode ser maior nas primeiras 24 horas de vida. Nos recém-nascidos prematuros, as alterações nas séries vermelha e branca tendem a ser mais pronunciadas, com maior número de eritroblastos e precursores granulocíticos na circulação sanguínea.

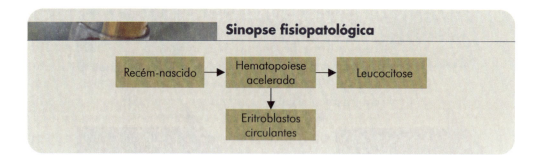

Sinopse fisiopatológica

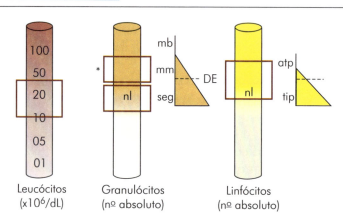

Sumário das alterações hematológicas

mb = mieloblasto; mm = metamielócito; seg = segmentado; DE = desvio à esquerda; atp = linfócitos atípicos; tip = linfócitos típicos.
*Primeiras 12 horas de vida.

Hemoglobina	Normal
Plaquetometria	Normal
Desvio à esquerda	Presente nos primeiros dias de vida
Citologia	Linfócitos "atípicos", eritroblastos circulantes

Gestação

Na gestação, além das alterações na série vermelha (ver capítulo 8, tópico 'Anemia na gestação'), há também aumento discreto a moderado nas contagens de leucócitos, neutrófilos e monócitos, especialmente no 2º e 3º trimestres. Boa parte da neutrofilia observada em gestantes decorre da mobilização dos neutrófilos do *pool* marginal para o *pool* circulante. Além disso, pode ocorrer desvio à esquerda e granulações tóxicas nos neutrófilos, geralmente com intensidade menor do que a observada na vigência de quadros infecciosos. Vale ressaltar que durante ou logo após o parto pode haver exacerbação da leucocitose.

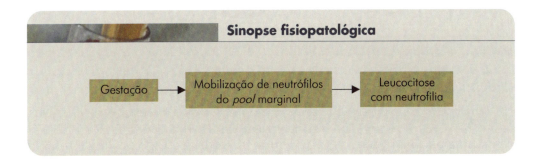

Sinopse fisiopatológica

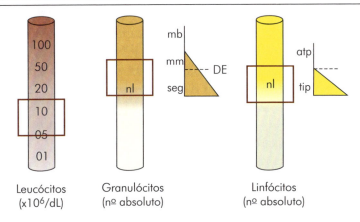

Sumário das alterações hematológicas

mb = mieloblasto; mm = metamielócito; seg = segmentado; DE = desvio à esquerda; atp = linfócitos atípicos; tip = linfócitos típicos.

Alterações fisiológicas e medicamentos

Hemoglobina	Normal ou diminuída
Plaquetometria	Normal ou diminuída
Desvio à esquerda	Presente (ocasionalmente)
Citologia	Neutrófilos com granulações tóxicas

Atividade física

Uma das principais causas de neutrofilia fisiológica é a atividade física. O mecanismo responsável por essa alteração é a liberação de catecolaminas durante o exercício, que mobilizam os neutrófilos marginais para o *pool* circulante, o que é por vezes denominado de pseudoneutrofilia. Nesses casos, a neutrofilia é geralmente transitória, persistindo por algumas horas, e não costuma ser acompanhada pelo aumento de precursores granulocíticos. No entanto, quando o exercício físico é intenso e prolongado, pode haver desvio à esquerda, indicando que além da redistribuição de neutrófilos dentro do vaso, há também liberação pela medula óssea. É importante ressaltar que em crianças, a neutrofilia fisiológica pode ser desencadeada pelo choro e ansiedade no momento da coleta de sangue.

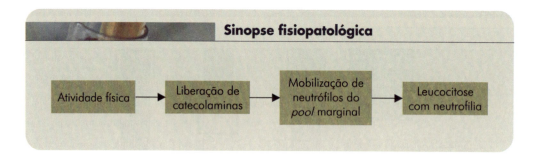

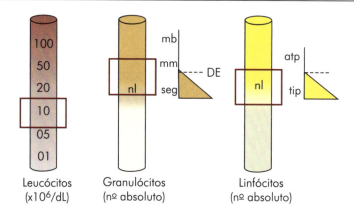

mb = mieloblasto; mm = metamielócito; seg = segmentado; DE = desvio à esquerda; atp = linfócitos atípicos; tip = linfócitos típicos.

Doenças Que Alteram os Exames Hematológicos

Hemoglobina	Normal
Plaquetometria	Normal
Desvio à esquerda	Ausente
Citologia	Sem alterações significativas

Corticoides

Dentre os efeitos imunossupressores e anti-inflamatórios decorrentes do uso de corticoides, estão a inibição da adesão dos neutrófilos ao endotélio vascular e da sua migração para os tecidos. Esses fatos, aliados ao aumento da liberação medular de neutrófilos, favorecem o *pool* circulante dessas células, justificando a leucocitose com neutrofilia frequentemente observada no sangue periférico dos pacientes. O aumento do número de leucócitos, cuja contagem pode ultrapassar $20 \times 10^6/dL$, inicia-se após algumas horas da administração endovenosa ou depois de um dia de administração oral. Na contagem diferencial, há predomínio de neutrófilos, embora possa haver também monocitose absoluta.

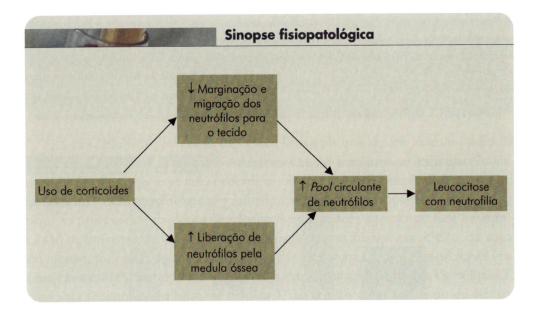

Sumário das alterações hematológicas

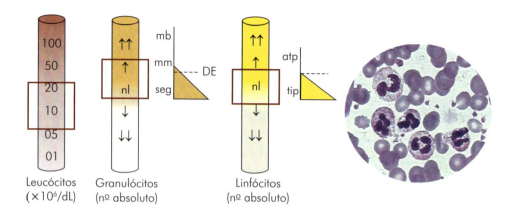

mb = mieloblasto; mm = metamielócito; seg = segmentado; DE = desvio à esquerda; atp = linfócitos atípicos; tip = linfócitos típicos.

Hemoglobina	Normal
Plaquetometria	Normal
Desvio à esquerda	Ausente na maioria dos casos
Citologia	Sem alterações significativas

Anti-inflamatórios e antibióticos

O uso (e abuso) de determinadas medicações, notadamente os anti-inflamatórios não esteroidais (AINE; ex.: ácido acetilsalicílico, dipirona, diclofenaco, acetaminofen, indometacina), são causas frequentes de leucopenia na população geral. Além dos anti-inflamatórios, vários antibióticos (ex.: cloranfenicol, penicilina, cefalosporinas, sulfonamidas) também podem ocasionalmente apresentar o efeito colateral de leucopenia. Nesses casos, a leucopenia geralmente resulta da redução do número de neutrófilos, mas nos casos graves pode haver redução de outros tipos de leucócitos. Os mecanismos responsáveis por tais alterações incluem reações imunológicas contra os leucócitos e supressão da produção dessas células pela medula óssea. Em geral, a toxicidade hematológica é leve e temporária, e não há necessidade de descontinuar a medicação. Entretanto, nos casos graves, o tratamento deve ser interrompido devido ao risco de agranulocitose, caracterizada por neutropenia grave ($< 0,5 \times 10^6$/dL), formação de úlceras na mucosa oral, febre, prostração e risco de choque séptico e de óbito.

Sinopse fisiopatológica

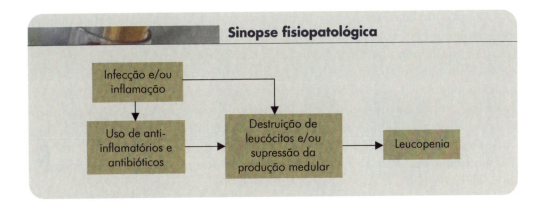

Sumário das alterações hematológicas

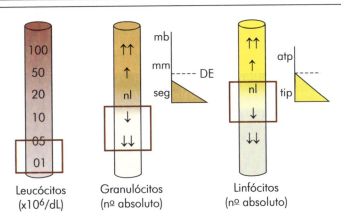

mb = mieloblasto; mm = metamielócito; seg = segmentado; DE = desvio à esquerda; atp = linfócitos atípicos; tip = linfócitos típicos.

Hemoglobina	Normal
Plaquetometria	Normal ou diminuída
Desvio à esquerda	Ausente
Citologia	Sem alterações significativas

Fator de crescimento de colônia de granulócitos (G-CSF)

Inicialmente descobertos como hormônios secretados por diferentes tecidos com a finalidade de estimular a medula óssea, os fatores de crescimento de colônia de granulócitos (ex.: filgrastima, lenograstima, molgramostima) passaram a ser produzidos por meio de tecnologia recombinante de DNA e utilizados no tratamento de determinados quadros de aplasia. Seu principal efeito consiste no estímulo da série granulocítica medular, com consequente produção e liberação de granulócitos jovens e maduros no sangue periférico. Desse modo, as neutropenias graves e prolongadas, secundárias a tratamento quimioterápico e transplante de medula óssea, bem como as observadas em outras situações de falência medular (ex.: anemia aplástica, síndrome mielodisplásica), representam as principais indicações de tratamento com esse medicamento. Além disso, uma situação cada vez mais frequente é uso de G-CSF em doadores de medula óssea, com o objetivo de mobilizar grande quantidade de células progenitoras hematopoiéticas para o sangue periférico, possibilitando a coleta para uso posterior em transplante autólogo ou alogênico. No hemograma, a utilização de G-CSF repercute em leucocitose de discreta a moderada intensidade, com neutrofilia frequentemente acompanhada de desvio à esquerda e granulações tóxicas.

Sinopse fisiopatológica

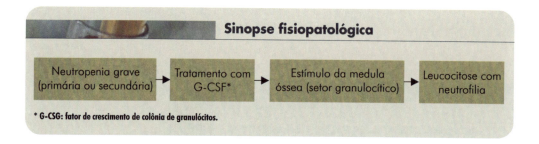

* G-CSG: fator de crescimento de colônia de granulócitos.

Sumário das alterações hematológicas

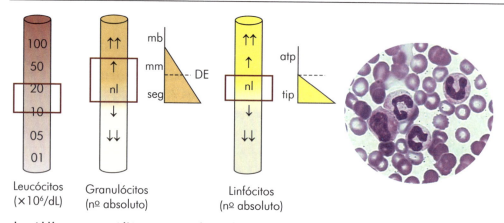

mb = mieloblasto; mm = metamielócito; seg = segmentado; DE = desvio à esquerda; atp = linfócitos atípicos; tip = linfócitos típicos.

Hemoglobina	Normal
Plaquetometria	Normal
Desvio à esquerda	Presente
Citologia	Presença de precursores granulocíticos e granulações tóxicas

CAPÍTULO 11

Anomalias hereditárias dos leucócitos

Introdução

As anomalias hereditárias dos leucócitos compreendem um grupo de condições relativamente raras, geralmente associadas a alterações morfológicas e, por vezes, funcionais em um ou mais tipos de leucócitos circulantes. Embora nem sempre exista relevância clínica nessas anomalias hereditárias, o diagnóstico correto é fundamental à medida que permite sua distinção de quadros reacionais comuns e também de certas neoplasias que podem apresentar-se de forma similar na análise citológica.

As alterações morfológicas associadas às principais anomalias leucocitárias hereditárias podem ser notadas no citoplasma ou no núcleo:

- **Alteração citoplasmática**: anomalia de May-Hegglin, anomalia de Alder-Reilly, síndrome de Chédiak-Higashi.
- **Alteração nuclear**: anomalia de Pelger-Hüet.
- É importante ressaltar que, apesar de sua baixa frequência na população, as anomalias hereditárias dos leucócitos devem ser de domínio dos profissionais de laboratório, uma vez que o diagnóstico é citológico e geralmente acidental na maioria dos casos.

Anomalia de Pelger-Hüet

Esta é uma anomalia benigna dos neutrófilos, com padrão de herança autossômico dominante e incidência variando de um caso para 1.000 indivíduos a um caso para 10 mil. Sua principal característica laboratorial é a hipossegmentação do núcleo da maior parte dos neutrófilos maduros. Nos heterozigotos, o núcleo se apresenta tipicamente com dois lobos simétricos e arredondados, conectados por um ligamento estreito e assemelhando-se, portanto, a um par de óculos ou halteres; são raros os neutrófilos com núcleo apresentando três ou mais lobos. Nos homozigotos, o núcleo dos neutrófilos não se segmenta, permanecendo oval ou arredondado. Para observadores menos experientes, é comum a identificação equivocada de um neutrófilo hipossegmentado como bastonete ou metamielócito, resultando em uma contagem diferencial curiosa e incompatível com a realidade (ex.: 50% de neutrófilos bastonetes e 5% de neutrófilos segmentados). Nesses casos, a análise cuidadosa da cromatina permite a diferenciação entre as formas precursoras dos granulócitos e os neutrófilos hipossegmentados, uma vez que nestes a cromatina encontra-se condensada e compactada, indicando que a célula está completamente madura. O diagnóstico é, portanto, citológico, e evita interpretações errôneas, bem como a realização de exames e investigações desnecessárias. Neutrófilos hipossegmentados não são exclusividade dessa anomalia, podendo ser observados como sinal de displasia em outras situações (ex.: síndrome mielodisplásica); a diferença é que na anomalia hereditária a quantidade dessas células é consideravelmente maior, a leucometria é normal e não há outras alterações que sugiram disfunção medular.

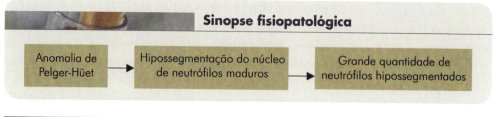

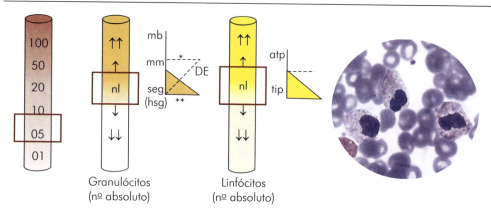

mb = mieloblasto; mm = metamielócito; seg = segmentado; hsg = neutrófilo hipossegmantado DE = desvio à esquerda; atp = linfócitos atípicos; tip = linfócitos típicos.
* Identificação equivocada dos neutrófilos hipossegmentados, resultando em desvio à esquerda incompatível (linha tracejada).
** Diferencial correto considerando neutrófilos hipossegmantados como células maduras.

Hemoglobina	Normal
Plaquetometria	Normal
Desvio à esquerda	Ausente (pode estar "presente" quando a identificação é equivocada)
Citologia	Grande quantidade de neutrófilos maduros com núcleo hipossegmentado (arredondados, alongados ou em forma de halteres)

Síndrome de Chédiak-Higashi

Com padrão de herança autossômico recessivo, essa anomalia incapacita a liberação do conteúdo lisossomal, notadamente dos fagócitos, causando a fusão de grânulos primários entre si e com grânulos secundários, prejudicando a função fagocítica. A repercussão citológica desse fenômeno é a presença de grânulos gigantes e de coloração variável do cinza ao vermelho no citoplasma dos granulócitos, monócitos e linfócitos. Ao contrário da maioria das anomalias hereditárias dos leucócitos, o quadro clínico na síndrome de Chédiak-Higashi é exuberante, e consiste em albinismo parcial, alta suscetibilidade a infecções, tendências hemorrágicas e, nos estágios mais avançados, hepatoesplenomegalia, insuficiência hepática, linfadenopatia e neuropatia. No hemograma, é frequente o aparecimento de anemia, neutropenia e plaquetopenia.

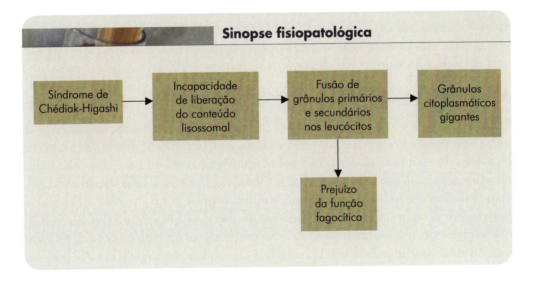

Sumário das alterações hematológicas

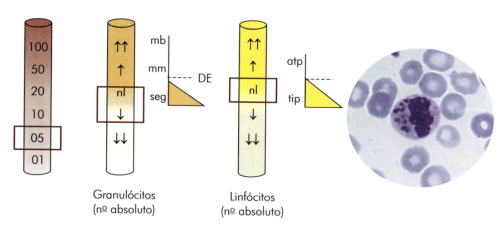

mb = mieloblasto; mm = metamielócito; seg = segmentado; DE = desvio à esquerda; atp = linfócitos atípicos; tip = linfócitos típicos.

Hemoglobina	Diminuída
Plaquetometria	Diminuída
Desvio à esquerda	Ausente
Citologia	Presença de grânulos gigantes e de coloração variável do cinza ao vermelho no citoplasma dos granulócitos, monócitos e linfócitos

Anomalia de Alder-Reilly

Essa anomalia, com padrão de herança autossômico recessivo, caracteriza-se pela presença de grânulos grandes e abundantes, basofílicos ou violáceos, no citoplasma dos granulócitos. Exceto pelo tamanho dos grânulos, a disposição dos mesmos assemelha-se à de granulações tóxicas grosseiras. Essas inclusões, que aparentemente não afetam a função celular, representam depósitos de mucopolissacarídeos parcialmente degradados dentro dos lisossomos. Nos indivíduos que expressam a anomalia de forma incompleta, as granulações podem estar ausentes no sangue periférico; já naqueles que a expressam de forma completa, os grânulos podem ser observados em todos os granulócitos e em alguns linfócitos (células de Gasser) e monócitos. A anomalia de Alder-Reilly também é descrita em associação com doenças de acúmulo, como as mucopolissacaridoses e a doença de Tay-Sacks.

Sinopse fisiopatológica

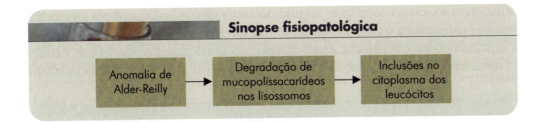

Sumário das alterações hematológicas

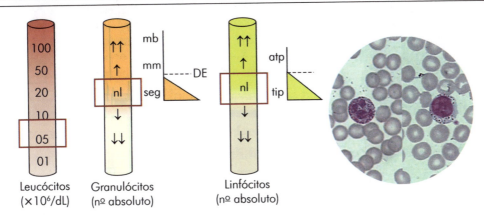

mb = mieloblasto; mm = metamielócito; seg = segmentado; DE = desvio à esquerda; atp = linfócitos atípicos; tip = linfócitos típicos.

Hemoglobina	Normal
Plaquetometria	Normal
Desvio à esquerda	Ausente
Citologia	Presença de grânulos grandes, basofílicos ou violáceos, no citoplasma dos leucócitos, notadamente dos granulócitos

Anomalia de May-Hegglin

Trata-se de uma síndrome rara caracterizada por trombocitopenia de variável intensidade, presença de plaquetas gigantes e inclusões azuis-acinzentadas no citoplasma dos granulócitos e dos monócitos. Essas inclusões representam áreas amorfas do citoplasma contendo estruturas relacionadas com os ribossomos. Nos neutrófilos, elas assemelham-se aos corpos de Döhle, porém são maiores, coram-se mais intensamente e podem ser encontradas em todos os tipos de leucócitos. O padrão de herança é autossômico dominante e a maioria dos portadores é assintomática.

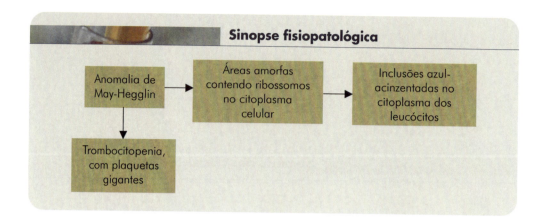

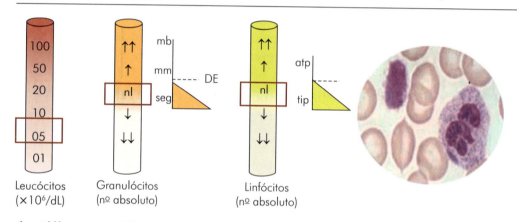

mb = mieloblasto; mm = metamielócito; seg = segmentado; DE = desvio à esquerda; atp = linfócitos atípicos; tip = linfócitos típicos.

Hemoglobina	Normal
Plaquetometria	Diminuída
Desvio à esquerda	Ausente
Citologia	Presença de inclusões azuis-acinzentadas no citoplasma de neutrófilos e monócitos; presença de plaquetas gigantes

Neutropenia cíclica benigna

Essa é uma rara alteração hematológica, de herança autossômica dominante, caracterizada por episódios recorrentes de neutropenia grave ($< 0,2 \times 10^6/dL$), úlceras orais, infecções e febre, que duram cerca de três a seis dias e ocorrem em intervalos regulares, a cada três semanas. Na maioria dos casos, a alteração é atribuída a uma mutação no gene de uma enzima presente nos grânulos primários dos neutrófilos, a elastase neutrofílica (ELA-2), o que parece acelerar o processo de apoptose dos precursores granulocíticos. Assim, durante a neutropenia, observam-se poucos neutrófilos maduros na medula óssea e no sangue periférico, sendo que no período de recuperação, há normalização do quadro. O tratamento inclui a utilização de fatores de crescimento de colônias de granulócitos (G-CSF).

Sinopse fisiopatológica

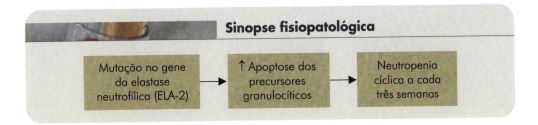

Sumário das alterações hematológicas

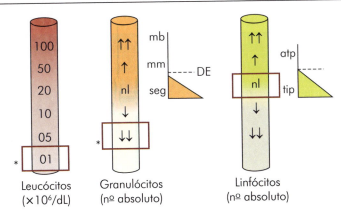

* Durante os episódios de neutropenia.
mb = mieloblasto; mm = metamielócito; seg = segmentado; DE = desvio à esquerda; atp = linfócitos atípicos; tip = linfócitos típicos.

Hemoglobina	Normal
Plaquetometria	Normal
Desvio à esquerda	Ausente
Citologia	Sem alterações significativas

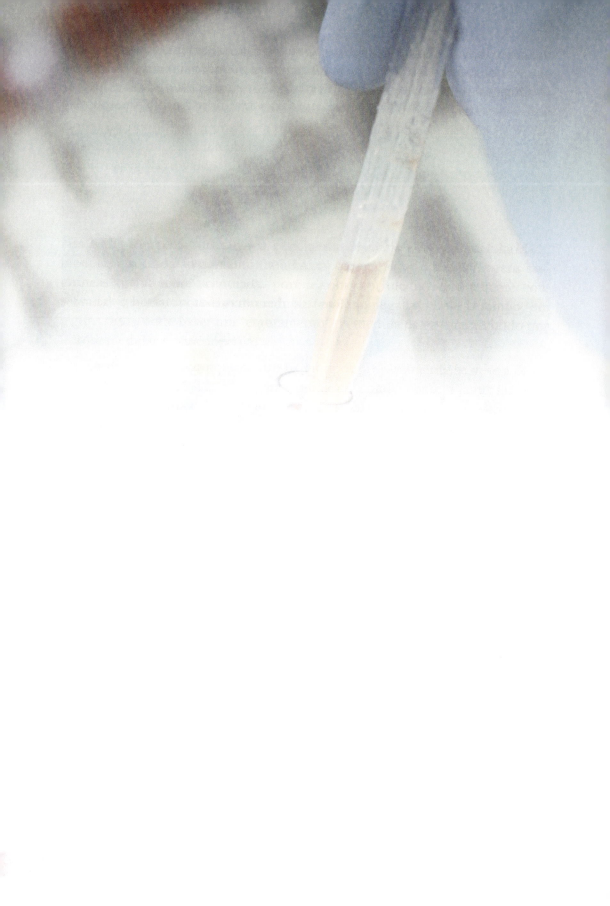

CAPÍTULO 12

Leucemias

Introdução

As leucemias resultam de mutações únicas ou múltiplas em uma única célula-tronco, que resultam na hiperexpressão de um oncogene ou na inibição de um gene supressor do câncer. Esse fenômeno causa a proliferação desenfreada da célula-tronco afetada, resultando na formação de um clone de células leucêmicas.

Dessa forma, as leucemias representam um grupo heterogêneo de neoplasias hematológicas resultantes da proliferação descontrolada de precursores hematopoiéticos, e caracterizadas, em geral, pela presença de leucocitose acentuada no sangue periférico. Há vários tipos de leucemias e cada qual apresenta etiologia, repercussão laboratorial, curso clínico e prognóstico distintos. Assim, o diagnóstico correto entre os diferentes tipos de leucemia é fundamental para definir o melhor tratamento para cada paciente.

Embora a maioria das leucemias não tenha causa definida, há fatores predisponentes como exposição à radiação ionizante, tratamento quimioterápico prévio, exposição ocupacional (ex.: benzeno), doenças genéticas (ex.: síndrome de Down), síndromes mielodisplásicas e doenças mieloproliferativas.

Fisiopatologia e classificação

As leucemias são habitualmente classificadas em agudas e crônicas em função do tempo de evolução, e em mieloides ou linfoides dependendo da sua linhagem de origem.

As leucemias agudas são mais agressivas, com tempo de instalação curto (dias a semanas), e se caracterizam pelo predomínio de blastos no sangue periférico e na medula óssea, pois apesar da alta taxa de proliferação celular, a célula leucêmica perde a capacidade de diferenciação. Já nas leucemias crônicas, a instalação é mais insidiosa (meses a anos) e as células leucêmicas agregam à hiperproliferação uma certa capacidade de diferenciação celular, que geralmente é apenas morfológica e não funcional.

Em geral, as leucemias agudas representam uma situação de urgência diagnóstica devido ao alto risco de mortalidade, quando não detectadas e tratadas precocemente. Nesses casos, o quadro clínico decorre da insuficiência da medula óssea devido à infiltração da mesma por células leucêmicas, destacando-se o cansaço (anemia), o risco de infecções graves (neutropenia) e de sangramentos (plaquetopenia). Por outro lado, nas leucemias crônicas, os sintomas tendem a aparecer tardiamente, de modo que, com frequência, o diagnóstico é feito de maneira acidental e sem suspeita médica por meio de *check-up*, exames ocupacionais, pré-operatórios, etc.

A primeira classificação mundialmente reconhecida – e ainda utilizada até hoje – para as leucemias foi elaborada na década de 70 por pesquisadores franceses, americanos e britânicos (grupo FAB), e baseava-se exclusivamente em critérios morfológicos e citoquímicos. A Tabela 12.1 mostra a classificação FAB para leucemia mieloide aguda, com oito subtipos determinados pela linha-

Tabela 12.1

Classificação FAB das leucemias mieloides agudas (LMA)*

Subtipo	Nomenclatura
M0	LMA com diferenciação mínima
M1	LMA sem maturação
M2	LMA com maturação†
M3	Leucemia promielocítica aguda†
M4	Leucemia mielomonocítica aguda. (M4 Eo – com eosinofilia†)
M5	Leucemia monoblástica aguda (M5a) ou leucemia monocítica aguda (M5b)
M6	Eritroleucemia
M7	Leucemia megacariocítica aguda

*Pela classificação FAB seriam necessários ≥ 30% de mieloblastos na medula óssea para confirmação diagnóstica. †alterações citogenéticas recorrentes: LMA M2 – t(8;21); LMA M3 – t(15;17); LMA M4Eo – inv(16).
Fonte: Bennett JM, Catovsky D, Daniel MT, et al. Proposals for the classification of the acute leukaemias. French-American-British (FAB) co-operative group. Br J Haematol. 1976;33(4):451-8.

gem da qual a célula leucêmica deriva e seu grau de maturação, valendo-se da citologia da medula óssea e do sangue periférico.

Em 2001, a OMS refez a classificação das neoplasias hematológicas incorporando, além da morfologia, características com relevância clínica e biológica comprovadas como, por exemplo, alterações genéticas e imunofenotípicas. Essa classificação, que vem sendo periodicamente atualizada e aprimorada, está em concordância com a tendência atual de se reconhecer cada tipo de leucemia como entidades distintas quanto à fisiopatologia, aspectos laboratoriais e clínicos, e tratamento. Assim, a leucemia mieloide crônica foi alocada no grupo das neoplasias mieloproliferativas, juntamente com Policitemia Vera, Trombocitemia Essencial e Mielofibrose primária, pois são doenças que compartilham características genéticas e fisiopatológicas. Seguindo o mesmo princípio, observa-se a inclusão das leucemias linfoides agudas e crônicas na extensa classificação das neoplasias de origem linfoide, juntamente com os linfomas. A exceção cabe às leucemias mieloides agudas, que apresentam classificação própria (Tabela 12.2).

Tabela 12.2

Tipos de leucemias e sua classificação segundo a OMS

Tipos de leucemia	Classificação OMS
Leucemia mieloide crônica	Doenças mieloproliferativas crônicas
Leucemia linfoide crônica	Neoplasias de origem linfoide B
Leucemia linfoide aguda	Neoplasias de origem linfoide B e T
Leucemia mieloide aguda (subtipos)*:	
LMA com anormalidades citogenéticas recorrentes**	
LMA com alterações relacionadas com mielodisplasia	
LMA relacionada com terapia	
LMA não classificada em outros grupos	
Sarcoma granulocítico	
Proliferações mieloides relacionadas com a síndrome de Down	
LMA com linhagem ambígua	

* Pela classificação atual da OMS são necessários ³ 20% de mieloblastos na medula óssea para confirmação diagnóstica.
** t(8;21) (AML1-ETO), inv(16) (CBFB-MYH11), t(15;17) (PML-RARA), t(9;11) (gene MLL), t(9;11)(KMT2A-MLLT3), t(6;9)(DEK-NUP214), inv(3) ou t(3;3) (GATA2, MECOM), t(1;22) (LMA megacarioblástica), mutação NMP1, mutação CEBPA.
Fonte: Swerdlow SH, Campo E, Harris NL, Jaffe ES, Pileri SA, Stein H, et al. WHO Classification of Tumours of Haematopoietic and Lymphoid Tissues. 4th ed. World Health Organization; 2008, p. 441.

Quanto ao tratamento, de maneira geral, a rápida velocidade de proliferação celular que acompanha e confere o caráter agressivo das leucemias agudas, também as tornam mais vulneráveis à ação dos quimioterápicos, o que possibilita a cura em boa parte dos casos. Já nas leucemias crônicas, o ritmo de proliferação celular mais lento diminui a suscetibilidade das células à ação dos quimioterápicos, reduzindo as possibilidades de cura, e fazendo com que o objetivo terapêutico seja mais focado no controle da doença.

Diagnóstico laboratorial

O diagnóstico laboratorial das leucemias varia na sua complexidade, tendo em geral como base a análise morfológica do sangue e da medula óssea, a partir das quais se averigua a necessidade de realização de outros testes específicos para confirmar e detalhar o diagnóstico, ou até mesmo para definir o prognóstico da doença.

Hemograma: o hemograma é fundamental nesse contexto, pois é por meio dele que se faz a suspeita inicial de uma leucemia. A interpretação cuidadosa e a análise citológica minuciosa do esfregaço do sangue periférico por um examinador experiente, embora não permitam a conclusão do diagnóstico, geralmente fortalecem uma suspeita específica, sinalizando com maior clareza os próximos testes necessários para a confirmação de um determinado tipo de leucemia. Em geral, o hemograma nas leucemias agudas revela leucocitose acentuada com franco predomínio de blastos, associados à presença de anemia normocítica e normocrômica e plaquetopenia significativa. Nas leucemias crônicas, há leucocitose com grande número de células aparentemente diferenciadas, e a anemia e a plaquetopenia, quando presentes, tendem a ser de menor intensidade (Tabela 12.3). Nesse contexto, o principal desafio da análise morfológica é sem dúvida a distinção entre mieloblastos e linfoblastos.

Mieloblastos: células grandes com alta relação nucleocitoplasmática, apresentando núcleo com cromatina frouxa e nucléolos geralmente proeminentes, além de citoplasma basofílico, com granulação variável e, por vezes, exibindo estruturas típicas dessas células denominadas de bastonetes de Auer. Vale ressaltar que alguns mieloblastos podem apresentar um certo grau de condensação da cromatina. A ausência de granulação citoplasmática define o mieloblasto agranular (anteriormente denominado tipo I), e a presença de grânulos, o mieloblasto granular (englobando os mieloblastos previamente denominados de tipo II e III) (Figura 12.1).

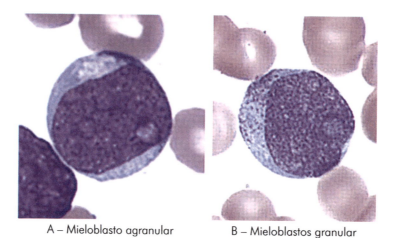

A – Mieloblasto agranular   B – Mieloblastos granular

Figura 12.1 – Morfologia dos mieloblastos.
Fonte: Academia de Ciência e Tecnologia (AC&T).

Linfoblastos: semelhantes aos mieloblastos, porém frequentemente menores, com citoplasma escasso e agranular, podendo demonstrar algum grau de condensação cromatínica. De acordo com a antiga classificação FAB, os linfoblastos podem ser subclassificados em L1, L2 e L3 (Figura 12.2). A célula do linfoma do Burkitt (subtipo L3), por se tratar de linfócito B parcialmente maduro, deixou de integrar o grupo da LLA e foi reclassificado como um subtipo de neoplasia de células B maduras.

L1
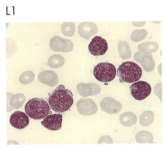
Linfoblastos pequenos, com alta relação nucleocitoplasmática, cromatina parcialmente condensada e sem nucléolos evidentes

L2
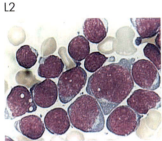
Linfoblastos grandes e pleomórficos, com citoplasma abundante e núcleo exibindo cromatina frouxa com nucléolos evidentes

L3
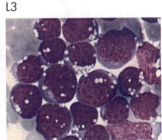
Células com características parcialmente imaturas, apresentando vacuolização exuberante e intensa basofilia citoplasmática

Figura 12.2 – Morfologia dos linfoblastos segundo a classificação FAB.
Fonte: Academia de Ciência e Tecnologia (AC&T).

Assim, do ponto de vista morfológico, a distinção entre mieloblastos e linfoblastos é facilitada pela presença de granulação citoplasmática e bastonetes de Auer; na ausência desses detalhes morfológicos, a confirmação citológica pode ser extremamente difícil ou mesmo impossível (Figura 12.3).

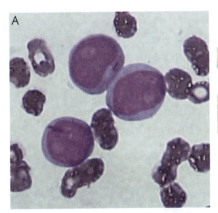
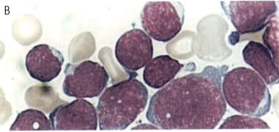

Figura 12.3 – Morfologia de blastos no sangue periférico. (A) Três mieloblastos com núcleo exibindo cromatina frouxa e nucléolos evidentes, além de basofilia citoplasmática, com bastonetes de Auer presentes em duas células. (B) Linfoblastos de tamanho aumentado e com morfologia heterogênea.
Fonte: Academia de Ciência e Tecnologia (AC&T).

Mielograma: tem grande importância na análise morfológica e na contagem diferencial para o diagnóstico das leucemias. A realização do aspirado medular é fundamental para que se possa avaliar a proporção e as particularidades citológicas das células leucêmicas anômalas ou imaturas dentro da medula óssea. Na maioria dos pacientes com leucemias agudas, o mielograma caracteriza-se pela hipercelularidade medular com predomínio de mieloblastos, monoblastos ou linfoblastos, dependendo da linhagem acometida. Na leucemia mieloide crônica, por exemplo, a hiperplasia se dá principalmente no setor granulocítico, podendo ocorrer discreto aumento de mieloblastos. Ao contrário das outras leucemias, a realização do mielograma na leucemia linfoide crônica não é imprescindível para o diagnóstico e usualmente revela aumento do número de linfócitos.

A interpretação conjunta da análise medular e do sangue periférico permite o diagnóstico correto da maioria dos subtipos de leucemia. No entanto, em certas ocasiões, a identificação morfológica das células imaturas, notadamente a determinação da linhagem dos blastos, é insuficiente para a confirmação diagnóstica, justificando a realização de testes complementares como a citoquímica e a imunofenotipagem.

Citoquímica: é um recurso diagnóstico prático e útil na diferenciação da linhagem de células leucêmicas, notadamente de blastos indiferenciados (Figura 12.4).

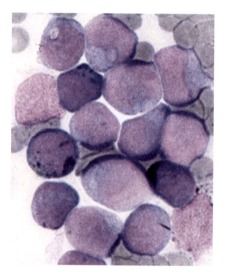

Figura 12.4 – Análise citoquímica em lâmina de medula óssea: observar positividade citoplasmática para o corante *Sudan Black* em vários mieloblastos.
Fonte: Academia de Ciência e Tecnologia (AC&T).

Imunofenotipagem: a análise das células do sangue periférico ou da medula óssea por citometria de fluxo é um excelente recurso diagnóstico para determinar a linhagem das células leucêmicas e o subtipo da leucemia, além de auxiliar na detecção de doença residual mínima. Vale ressaltar que esta técnica permite não só detectar a presença de vários marcadores específicos na membrana, citoplasma ou núcleo das células leucêmicas, como também a quantificação da expressão desses marcadores em cada célula, além de marcadores aberrantes que podem ser utilizados na pesquisa de doença residual mínima.

Citogenética: a análise das alterações cromossômicas nas leucemias, além da utilidade diagnóstica, tem sido também fundamental na determinação do prognóstico de certos tipos de leucemias (Figura 12.5). Assim, mesmo que o diagnóstico seja firmado pela morfologia, o estudo citogenético é obrigatório em praticamente todos casos para se definir a estratégia terapêutica mais adequada para cada paciente.

Biologia molecular: a pesquisa de mutações e alterações genéticas vem ganhando cada vez mais espaço na rotina de investigação e monitoramento das leucemias. Assim, por exemplo, estudos mutacionais para os genes *NPM1*, *CBPA* e *FLT3*, são recomendáveis nos casos de leucemia mieloide aguda com citogenética normal ao diagnóstico, pois apresentam importantes implicações prognósticas. Da mesma forma, a análise periódica dos transcritos do gene BCR-ABL representa um excelente método de monitoramento de resposta ao tratamento para portadores de leucemia mieloide crônica em uso de inibidor de tirosino-quinase.

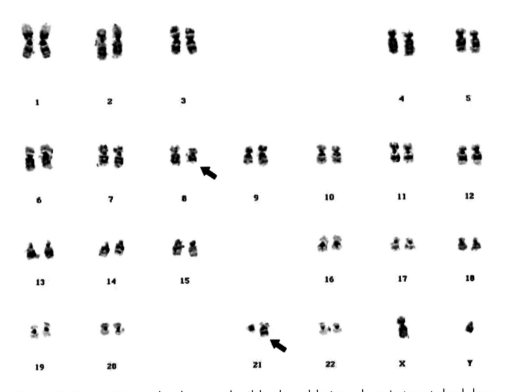

Figura 12.5 – Cariótipo por bandeamento de células de medula óssea de paciente portador de leucemia mieloide aguda (subtipo M2), evidenciando translocação entre os cromossomos 8 e 21 (setas).
Fonte: Academia de Ciência e Tecnologia (AC&T).

A Tabela 12.3 sumariza as alterações mais representativas dos principais tipos de leucemias nos diferentes recursos laboratoriais utilizados para avaliação diagnóstica.

Tabela 12.3

Alterações laboratoriais mais frequentes nos principais tipos de leucemias

	LMA	LLA	LMC	LLC
Hemograma	Leucocitose com predomínio de mieloblastos; anemia e plaquetopenia	Leucocitose com predomínio de linfoblastos*; anemia e plaquetopenia	Leucocitose com desvio à esquerda acentuado, geralmente não escalonado; anemia discreta e plaquetose	Leucocitose com predomínio de linfócitos pequenos e maduros
Mielograma	Hipercelular com ≥ 20% de mieloblastos	Hipercelular com aumento de linfoblastos	Hipercelular, com hiperplasia da série granulocítica	Hiper/normocelular com aumento de linfócitos pequenos
Citoquímica	Mieloperoxidase e *sudan black*; esterase não específica (linhagem monocítica)	Fosfatase ácida (linhagem T) e PAS (linhagem B)	Fosfatase alcalina intraleucocitária (Dx diferencial com reação leucemoide)	Não se aplica na rotina
Imunofenotipagem	CD13, CD33	Geral: CD10 Linhagem B: CD19, CD79a e CD22 Linhagem T: CD3, CD7	Não se aplica na rotina	CD5, CD23
Citogenética	Valor prognóstico: Bom: t(8;21), t(15;17), inv(16)	Valor prognóstico: Bom: hiperdiploidia, t(12;21), t(1;19), t(8;14) Ruim: hipodiploidia, t(9;22), t(4;11)	Valor diagnóstico: t(9;22)	Valor prognóstico: Bom: del(13) Ruim: del(11), trissomia 12, anormalidade 17

*40% dos casos de LLA apresentam leucometria normal ou diminuída.
Fonte: Academia de Ciência e Tecnologia (AC&T).

Leucemia mieloide aguda

A leucemia mieloide aguda (LMA) representa 1/3 de todas as leucemias e corresponde a 80% das leucemias agudas do adulto, sendo que a média de idade ao diagnóstico é de 64 anos. Sintomas como cansaço, infecções ou sangramentos recentes estão geralmente presentes ao diagnóstico. A principal característica do hemograma na maioria dos casos é a leucocitose de moderada a acentuada intensidade com predomínio de mieloblastos, geralmente associada à neutropenia. Como a produção das outras séries é também afetada, observam-se com frequência anemia normocítica/normocrômica e plaquetopenia significativas. Quanto à análise citológica, os mieloblastos são células de tamanho aumentado com núcleo exibindo cromatina frouxa com presença de um ou mais nucléolos, além de citoplasma basofílico, podendo apresentar alterações características como granulação (mieloblasto granular) e bastonetes de Auer. A ausência de granulação citoplasmática (mieloblasto agranular) torna difícil ou mesmo impossível a distinção entre mieloblastos e linfoblastos. A confirmação do diagnóstico de LMA exige a realização do mielograma para melhor detalhamento e classificação morfológica, além da citoquímica e notadamente da imunofenotipagem para determinação da linhagem acometida, enquanto a citogenética é fundamental na definição do prognóstico.

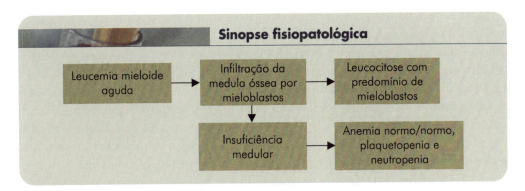

Sinopse fisiopatológica

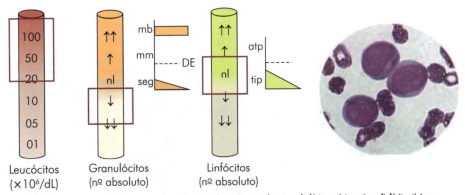

Sumário das alterações hematológicas

mb = mieloblasto; mm = metamielócito; seg = segmentado; DE = desvio à esquerda; atp = linfócitos atípicos; tip = linfócitos típicos.

Leucemias 141

Hemoglobina	Frequentemente diminuída
Plaquetometria	Diminuída
Desvio à esquerda	Ausente
Citologia	Presença de grande quantidade de mieloblastos, alguns podendo apresentar granulação citoplasmática e bastonetes de Auer

Leucemia promielocítica aguda

Embora considerada um subtipo de LMA, a leucemia promielocítica aguda (LPA) é geralmente abordada separadamente em virtude de sua etiologia, aspectos laboratoriais, clínicos e terapêuticos peculiares. Essa doença resulta da translocação entre os cromossomos 15 e 17, que funde os genes *PML*, relacionados à hiperproliferação celular, e *RAR*, que bloqueia a diferenciação além do estágio de promielócitos. O resultado é a proliferação e acúmulo de grande quantidade de promielócitos anômalos na medula óssea com núcleo bilobado ou fendido, zona de Golgi pouco evidente, além de intensa granulação citoplasmática, sendo frequente a presença de células com numerosos bastonetes de Auer (*faggot cell*). Apesar da hipercelularidade medular, o hemograma usualmente revela pancitopenia, embora seja comum a presença de promielócitos anômalos circulantes. Vale ressaltar que alguns pacientes, especialmente os portadores da variante microgranular (granulação não visível à microscopia ótica), podem apresentar leucocitose. A principal complicação da LPA é a coagulação intravascular disseminada, induzida pela liberação do conteúdo pró-coagulante dos grânulos dos promielócitos anômalos, e caracterizada por hemorragias graves e alterações laboratoriais típicas como alongamento dos tempos de protrombina e tromboplastina parcialmente ativada, além de hipofibrinogenemia e elevação das concentrações dos produtos de degradação da fibrina e dos dímeros-D. A inclusão do ácido all-transretinoico no tratamento desses pacientes fez com que a LPA, antes caracterizada pela rápida evolução e alta mortalidade, se tornasse atualmente a mais curável das leucemias do adulto.

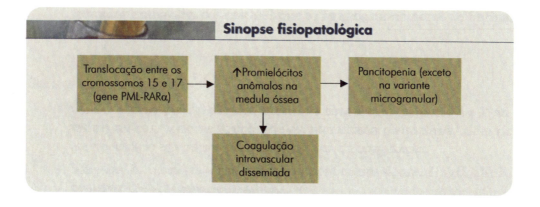

Sumário das alterações hematológicas

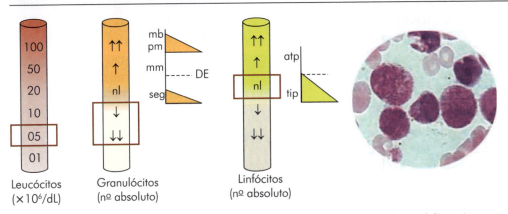

mb = mieloblasto; pm = promielócitos anômalos; mm = metamielócito; seg = segmentado; DE = desvio à esquerda; atp = linfócitos atípicos; tip = linfócitos típicos.

Hemoglobina	Diminuída
Plaquetometria	Diminuída
Desvio à esquerda	Ausente
Coagulação	Alongamento do TP e TTPA, hipofibrinogenemia, aumento dos produtos de degradação da fibrina e dos dímeros-D
Citologia	Presença de alguns promielócitos anômalos circulantes

Leucemia linfoide aguda

A leucemia linfoide aguda é a neoplasia mais frequente na infância e corresponde a 80% das leucemias agudas nessa faixa etária, com pico de incidência entre 2 e 4 anos. No hemograma, a principal apresentação é a de bicitopenia ou pancitopenia grave, sendo que metade dos pacientes apresenta leucometria inferior a $10 \times 10^6/dL$ e apenas 20% cursam com valores acima de $100 \times 10^6/dL$. Linfoblastos circulantes podem ser observados com frequência e a anemia, quando presente, é normocítica e normocrômica, e a plaquetometria geralmente está abaixo de $50 \times 10^3/mm^3$. No mielograma, geralmente observam-se mais de 25 a 30% de linfoblastos. A classificação FAB descrevia três subtipos morfológicos de linfoblastos na LLA: L1 (linfoblastos pequenos, com alta relação nucleocitoplasmática, cromatina parcialmente condensada e sem nucléolos evidentes), L2 (linfoblastos grandes e pleomórficos, com citoplasma abundante e núcleo exibindo cromatina frouxa com nucléolos evidentes) e L3 ou tipo Burkitt (linfoblastos com características imaturas, apresentando vacuolização exuberante e intensa basofilia citoplasmática). Atualmente, o subtipo L3 (tipo Burkitt) não é mais considerado uma forma de LLA, pelo fato de suas células exibirem imunofenótipo de linfócito B amadurecido. A imunofenotipagem por citometria de fluxo é fundamental para determinar a linhagem e o estágio de maturação das células na LLA, e revela o imunofenótipo B em 80%

dos casos. Com relação ao quadro clínico, são comuns as manifestações como febre, dor óssea, fadiga, equimoses, hepatoesplenomegalia e adenomegalias. Outra característica importante dessa doença é o alto risco de invasão do sistema nervoso central, tornando obrigatória a pesquisa de células neoplásicas no liquor de todos os casos diagnosticados. Dentre os fatores de mau prognóstico na LLA destacam-se a idade (adultos têm pior evolução), o imunofenótipo e determinadas alterações citogenéticas, notadamente a presença do cromossomo Philadelphia.

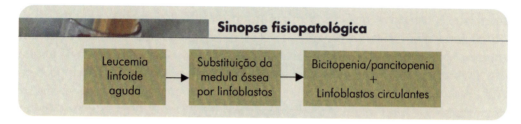

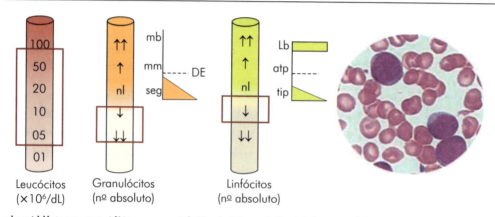

mb = mieloblasto; mm = metamielócito; seg = segmentado; DE = desvio à esquerda; Lb = linfoblastos; atp = linfócitos atípicos; tip = linfócitos típicos.

Hemoglobina	Diminuída
Plaquetometria	Diminuída
Desvio à esquerda	Ausente
Citologia	Presença de linfoblastos circulantes

Leucemia linfoide crônica

Caracterizada pela evolução indolente e por acometer principalmente pacientes idosos, a LLC representa o tipo mais comum de leucemia no Ocidente. As células responsáveis pela doença são linfócitos B CD5+ que não entram em apoptose facilmente. Embora adenomegalias generalizadas sejam comuns na evolução da doença, muitos pacientes são assintomáticos ao diagnóstico, sendo que em cerca de 70% dos casos a suspeita ocorre de forma acidental durante exames de rotina, pré-operatórios, ocupacionais, etc. A alteração mais proeminente no hemograma é a leucocitose, geralmente variando de 10 a 150 × 10^6/dL, com predomínio de linfócitos pequenos, com morfologia aparentemente madura e uniforme, embora não sejam funcionais. Devido à maior fragilidade mecânica, algumas células leucêmicas são esmagadas no momento da realização do esfregaço, gerando um número apreciável de sombras nucleares ou manchas de Gumprecht. Ao contrário das outras leucemias, a infiltração medular na LLC não causa citopenias significativas, embora isso possa ocorrer como parte de manifestações autoimunes em alguns casos. Atualmente, a presença de pelo menos 5 × 10^6 linfócitos/dL com imunofenótipo característico (CD5+ e CD23+) confirma o diagnóstico de LLC. Com relação a fatores prognósticos, destaca-se a deleção do braço curto do cromossomo 17 (17p) como fator de mau prognóstico e, por outro lado, a presença de mutações nos genes da região variável da imunoglobulina (IgV) conferindo melhor prognóstico aos portadores de LLC.

Sinopse fisiopatológica

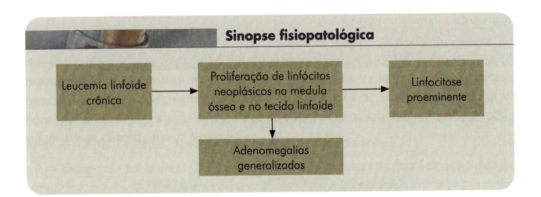

Sumário das alterações hematológicas

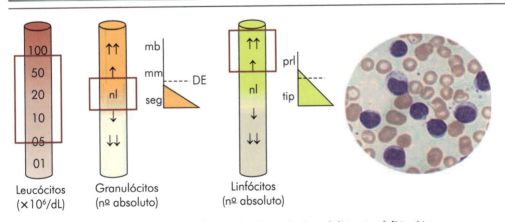

mb = mieloblasto; mm = metamielócito; seg = segmentado; DE = desvio à esquerda; prl = prolinfócitos; tip = linfócitos típicos.

Hemoglobina	Normal ou diminuída
Plaquetometria	Normal ou diminuída
Desvio à esquerda	Ausente
Citologia	Aumento de linfócitos pequenos com morfologia "aparentemente" madura; observam-se frequentes sombras nucleares e alguns prolinfócitos

Leucemia prolinfocítica

Caracterizada por acometer pacientes idosos, por volta dos 70 anos, a leucemia prolinfocítica (LPL) é uma doença rara que apresenta evolução consideravelmente mais agressiva que a LLC. Sua principal característica clínica é a esplenomegalia volumosa, sendo incomum a presença de adenomegalias significativas. O hemograma, ao diagnóstico, revela leucocitose acentuada (acima de $100 \times 10^6/dL$) por predomínio de linfócitos e prolinfócitos, além de anemia e plaquetopenia em metade dos casos. Os prolinfócitos são células linfoides grandes (o dobro do tamanho de um linfócito normal), com citoplasma relativamente abundante e núcleo oval exibindo cromatina moderadamente condensada com nucléolo central evidente. Embora a presença de nucléolo possa gerar confusão com linfoblasto, as zonas de condensação da cromatina facilitam a identificação do prolinfócito. A presença de prolinfócitos pode resultar da evolução da LLC, em que uma contagem superior a 10% indica processo de transformação para LPL. No entanto, o diagnóstico de LPL requer a presença de pelo menos 55% dessas células. Quanto à análise imunofenotípica, os prolinfócitos podem ser negativos para CD5 e positivos para FMC7 e CD22, o que os distingue das células de outras neoplasias linfoides. A gravidade da LPL se reflete na expectativa de vida dos pacientes, que é inferior a um ano.

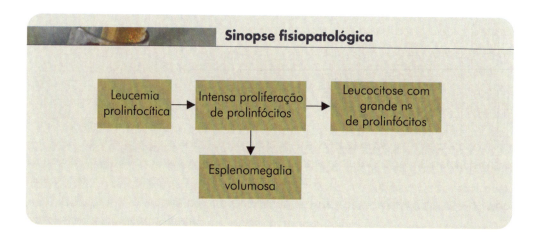

Sumário das alterações hematológicas

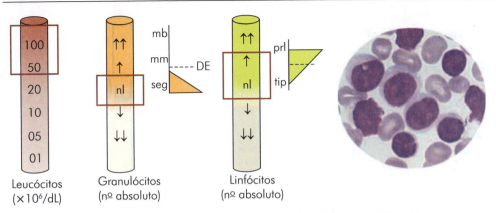

mb = mieloblasto; mm = metamielócito; seg = segmentado; DE = desvio à esquerda; prl = prolinfócitos; tip = linfócitos típicos.

Hemoglobina	Diminuída
Plaquetometria	Diminuída
Desvio à esquerda	Ausente
Citologia	Grande número de prolinfócitos, além de frequentes linfócitos e sombras nucleares

Leucemia mieloide crônica

Classificada como uma neoplasia mieloproliferativa, a leucemia mieloide crônica acomete principalmente adultos, com maior frequência entre os 40 e 50 anos, e apresenta incidência de 1 a 1,5 casos para 100.000 pessoas. Essa doença tem como principal alteração genética o cromossomo Philadelphia, descrito em 1960, resultante da translocação entre os cromossomos 9 e 22, a qual resulta na formação do gene quimérico BCR-ABL no cromossomo 22 encurtado. Devido à evolução insidiosa da LMC, o diagnóstico é acidental em boa parte dos casos e os sinais e sintomas, quando presentes, consistem basicamente em fadiga, emagrecimento e esplenomegalia. A principal alteração no hemograma dos pacientes é a leucocitose, geralmente acentuada, por predomínio de granulócitos, com desvio à esquerda (escalonado ou não), que passa por todas as formas precursoras granulocíticas podendo se estender até mieloblastos. É comum a presença de basofilia e eosinofilia que, quando intensas, são indicativas de progressão da doença. Além disso, pode ocorrer anemia normocítica e normocrômica de intensidade leve a moderada, e é frequente a presença de plaquetose com valores próximos a 600 × 10^3/mm³. O mielograma revela medula óssea hipercelular com hiperplasia da série granulocítica, embora tais achados não sejam específicos da LMC. A confirmação diagnóstica se dá pela citogenética com a demonstração do cromossomo Philadelphia em mais de 95% dos casos. A apresentação clínica e laboratorial descrita nesse tópico se refere à fase crônica da doença, em que a maioria dos pacientes é diagnosticada. No entanto, alguns pacientes podem apresentar progressão para a fase acelerada da doença, com piora das alterações laboratoriais e clínicas, e eventualmente para a crise blástica, caracterizada pela presença de pelo menos 20% de blastos (mieloides ou linfoides) no sangue periférico ou medula óssea, com redução significativa da sobrevida.

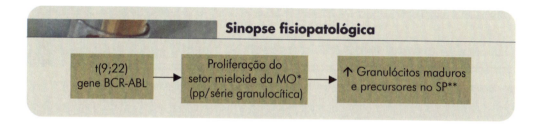

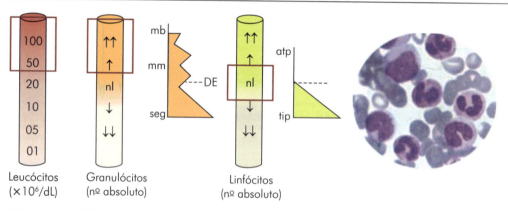

* MO: medula óssea. **SP: sangue periférico.
Sumário das alterações hematológicas*
*LMC em fase crônica. mb = mieloblasto; mm = metamielócito; seg = segmentado; DE = desvio à esquerda; atp = linfócitos atípicos; tip = linfócitos típicos.

Hemoglobina	Normal ou diminuída
Plaquetometria	Normal ou aumentada
Desvio à esquerda	Presente, geralmente não escalonado, podendo chegar até mieloblastos
Citologia	Grande número de granulócitos maduros e precursores; sinais de displasia e alterações reacionais como granulações tóxicas e vacuolização são pouco evidentes; é comum a presença de eosinofilia e basofilia

CAPÍTULO 13

Doenças linfoproliferativas

Introdução e fisiopatologia

As doenças linfoproliferativas compreendem um grupo altamente heterogêneo de neoplasias hematológicas de origem linfoide. Nesse grupo estão incluídos as leucemias linfoides (abordadas no capítulo anterior) e os linfomas. Por convenção, a distinção entre uma doença designada como leucemia de outra designada como linfoma é um tanto quanto arbitrária e se define pela quantidade de células neoplásicas presentes na medula óssea (e sangue periférico) ou nos linfonodos (e demais órgãos do tecido linfoide). É essa a particularidade que diferencia, por exemplo, a leucemia linfoide crônica do linfoma linfocítico, uma vez que ambos têm a mesma origem celular e apresentam características morfológicas, imunofenotípicas e genéticas idênticas. Entretanto, na LLC a apresentação é leucêmica, enquanto no linfoma linfocítico a apresentação é nodal (ganglionar).

A origem das diversas neoplasias linfoides está intimamente relacionada a mutações ocorridas durante o processo de produção e maturação dos linfócitos B e T. Como já abordado no Capítulo 9, o processo maturativo inicial dos linfócitos B e T ocorre na medula óssea e no timo, respectivamente; já a etapa final de maturação ocorre no tecido linfoide secundário, notadamente nos linfonodos. Em cada um desses locais, ocorrem mutações genéticas como edição de receptor, hipermutação somática e mudança de classe, que possibilitarão a formação estrutural e a maturação funcional dos receptores de antígenos dessas células (Figura 13.1). No entanto, falhas nesse processo de proliferação e expansão clonal, como a que ocorre com os linfócitos B após estimulação antigênica no centro germinativo dos linfonodos, estão associadas à maior oncogênese (Figura 13.2). Isso justifica, por exemplo, a alta suscetibilidade a mutações por parte de genes que são constantemente transcritos, como os genes da cadeia pesada da imunoglobulina no cromossomo 14, que estão envolvidos nas translocações associadas ao linfoma folicular (translocação 14;18), linfoma das células do manto (translocação 11;14) e linfoma de Burkitt (translocação 8;14). Os linfócitos T, por não sofrerem hipermutação somática ou mudança de classe, dão origem a linfomas na proporção de 1/10 e 1/20 em relação aos linfomas de linfócitos B.

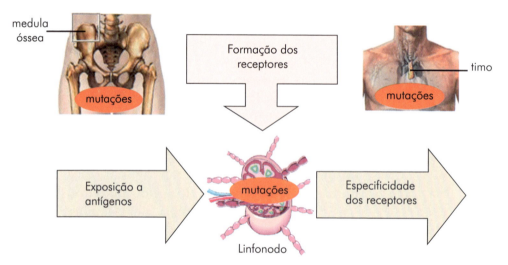

Figura 13.1 – Locais de produção e desenvolvimento dos linfócitos com destaque para a formação e maturação de seus receptores de antígenos. Os linfócitos B e T iniciam a sua maturação na medula óssea e no timo, respectivamente. A fase final de maturação ocorre no tecido linfoide, notadamente nos linfonodos, para ambas as células. Há mutações em todos os locais de maturação.

Fonte: Academia de Ciência e Tecnologia (AC&T).

O quadro clínico dos linfomas geralmente se correlaciona com o local acometido, como adenomegalias localizadas ou generalizadas nos linfomas nodais e alterações cutâneas, cerebrais, hepáticas, hematológicas, gastrointestinais, entre outras, nas apresentações extranodais (fora dos gânglios). Além disso, o paciente pode apresentar sintomas sistêmicos como febre (geralmente diária e vespertina), sudorese noturna e perda de peso.

Embora a etiologia da maioria dos casos de linfoma seja desconhecida, já foram identificadas associações entre o desenvolvimento dessas neoplasias e fatores como as doenças que afetam a integridade do DNA (ex.: anemia de Fanconi), agentes infecciosos (*Helicobacter pylori*, vírus Epstein-Barr, HTLV), imunodeficiência (hereditárias, tratamento imunossupressor, SIDA, doenças autoimunes), radiação ionizante e drogas carcinogênicas.

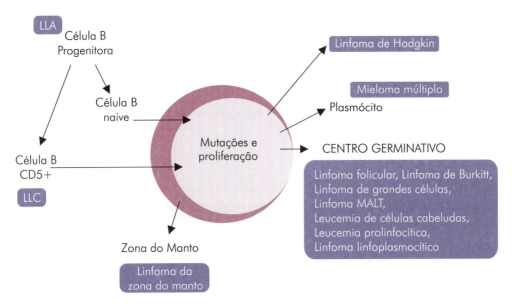

Figura 13.2 – Neoplasias linfoides e suas respectivas células de origem (linfócitos B). Observa-se maior número de neoplasias oriundas de linfócitos do centro germinativo, onde a quantidade de mutações é maior.

Fonte: Kuppers R, Klein U, Hansmann ML, Rajewsky K. Cellular Origin of Human B-Cell Lymphomas. N Eng J Med. 1999;341:1520-29.

Classificação

Com base no padrão histopatológico, os linfomas são tradicionalmente subdivididos em linfomas de Hodgkin (LH) e não Hodgkin (LNH), os quais são ainda subclassificados em agressivos e indolentes. Os LNH respondem por 75% dos linfomas e, ao contrário da apresentação geralmente unifocal e ganglionar dos LH, se caracterizam pelo acometimento extranodal em 40% dos casos, além de uma proporção muito pequena de doença localizada ao diagnóstico (10%). Os linfomas abrangem subclasses histopatológicas com características biológicas específicas, que se correlacionam fortemente com a evolução da doença e com o prognóstico do paciente. As Tabelas 13.1 e 13.2 mostram, respectivamente, a classificação atual dos LH e LNH pela Organização Mundial da Saúde.

Tabela 13.1

Classificação dos linfomas de Hodgkin

Subtipos	Imunofenótipo
Linfoma de Hodgkin com predominância linfocítica nodular	CD20+, CD45+, CD15-, CD30-
Linfoma de Hodgkin clássico • LH esclerose nodular • LH rico em linfócitos • LH celularidade mista • LH depleção linfocítica	CD20-, CD45-, CD15+, CD30+

Fonte: Swerdlow SH, Campo E, Harris NL, Jaffe ES, Pileri SA, Stein H, et al. WHO Classification of Tumours of Haematopoietic and Lymphoid Tissues. 4th ed. World Health Organization; 2008, p. 441.

Tabela 13.2

Classificação das neoplasias de origem linfoide B e T

Neoplasias de células B (85%)	Neoplasias de células T (15%)
Precursora	**Precursora**
LLA-B/Linfoma linfoblástico B*	LLA-T/Linfoma linfoblástico T*
Madura (periférica)	**Madura (periférica)**
• LLC/Linfoma linfocítico†	• Leucemia prolinfocítica T†
• Leucemia prolinfocítica B†	• Leucemia de grandes linfócitos granulares*
• Linfoma linfoplasmocítico†	• Leucemia de células NK*
• Linfoma esplênico da zona marginal†	• Leucemia/Linfoma de células T do adulto (ATLL)*
• Tricoleucemia†	• Linfoma extranodal de células T/NK tipo nasal*
• Mieloma plasmocítico/plasmocitoma†	• Linfomas de células T tipo enteropatia*
• Linfoma MALT†	• Linfoma hepatoesplênico tipo λ-δ*
• Linfoma nodal de células B da zona marginal†	• Linfoma de células T tipo paniculite*
• Linfoma folicular†	• Micose fungoide/síndrome de Sézary†
• Linfoma das células do manto‡	• Linfoma cutâneo primário anaplásico*
• Linfoma difuso de grandes células B*	• Linfoma anaplásico*
• Linfoma de Burkitt*	• Linfoma angioimunoblástico*
	• Linfoma de células T periférico, não caracterizado*

*Agressivo; †indolente; ‡indolente, porém com progressão rápida.
Fonte: Swerdlow SH, Campo E, Harris NL, Jaffe ES, Pileri SA, Stein H, et al. Who Classification of Tumours of Haematopoietic and Lymphoid Tissues. 4th ed. World Health Organization; 2008, p. 441.

Avaliação laboratorial

O diagnóstico das neoplasias de origem linfoide – e particularmente dos linfomas nodais – depende fundamentalmente da análise histopatológica do fragmento provindo de biópsia do gânglio ou tecido linfoide acometido, além do estudo histoquímico, imunofenotípico e citogenético realizado no material (Figura 13.3). Assim, a participação do laboratório clínico é geralmente pequena na confirmação do diagnóstico dos linfomas.

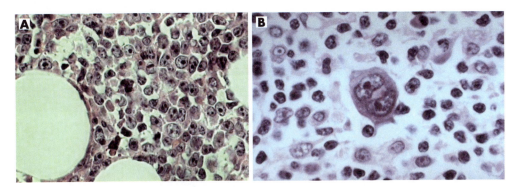

Figura 13.3 – Microscopia de material provindo de biópsia. (A) Linfoma difuso de grandes células B: células grandes e atípicas com nucléolos evidentes. (B) Linfoma de Hodgkin: célula de Reed-Sternberg (ao centro), originária de linfócito B, caracterizada pelo tamanho aumentado e por conter dois lóbulos nucleares simétricos, com nucléolos proeminentes.

Fonte: Hoffbrand V, Pettit JE, Vyas P. Color Atlas of Clinical Hematology.

A exceção fica por conta de certos linfomas que se originam na medula óssea ou a infiltram, assumindo a apresentação leucêmica (linfomas "leucemizados"). Quando esse fato ocorre, as células oriundas do linfoma mantêm as características morfológicas e fenotípicas do tecido neoplásico que as originou. As principais neoplasias de células B que podem apresentar fase leucêmica são os linfomas de baixo grau, como os linfomas linfoplasmocítico, da zona do manto, folicular, da zona marginal e tricoleucemia. Tais apresentações leucêmicas também podem ser observadas em algumas neoplasias de células T, como na leucemia/linfoma de células T do adulto e na síndrome de Sézary (Figura 13.4).

Assim, nos linfomas leucemizados, o hemograma é geralmente a fonte inicial da suspeita diagnóstica, de modo que os testes adicionais, como a imunofenotipagem, são realizados em amostras do sangue periférico ou medula óssea. As Tabelas 13.3 e 13.4 mostram, em linhas gerais, o painel imunofenotípico utilizado para confirmação e diagnóstico diferencial das neoplasias linfoides leucemizadas de células B e T.

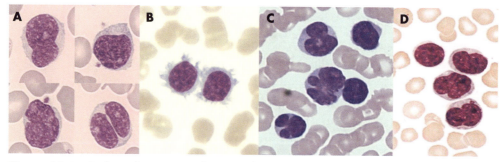

Figura 13.4 – Citologia do sangue periférico em alguns linfomas leucemizados. (A) linfoma das células do manto; (B) tricoleucemia; (C) leucemia/linfoma de células T do adulto; (D) síndrome de Sézary.
Fonte: Academia de Ciência e Tecnologia (AC&T).

Tabela 13.3

Características imunofenotípicas das neoplasias linfoides de origem B

Doenças	IgS	IgC	CD5	CD10	CD23	CD43
LLC	+	±	+	–	+	+
L. Linfoplasmocítico	+	+	–	–	–	±
L. Manto	+	–	+	±	–	+
L. Folicular	+	–	–	±	±	–
L. Zona Marginal	+	±	–	–	±	±

IgS = imunoglobulina de superfície; IgC = imunoglobulina citoplasmática; L. = linfoma.
Fonte: Bain JB. Diagnóstico em leucemias. 2ª ed. Rio de Janeiro: Revinter; 2003, p. 171.

Tabela 13.4

Características imunofenotípicas das neoplasias linfoides de origem T

Doenças	CD2	CD3	CD4	CD8	CD25	CD56
LLG-T	+	+	–	+	NA	±
LLG-NK	+	–	–	–	NA	+
LPL-T	+	+	+	–	±	–
LLTA	+	+	+	–	+	–
SS/MF	+	+	+	–	–	–

LLG-T = leucemia de grandes linfócitos granulares de células T; LLG-NK = leucemia de grandes linfócitos granulares de células NK; LPL-T = leucemia prolinfocítica T; LLTA = leucemia/linfoma de células T do adulto; SS/MF = síndrome de Sézary/micose fungoide; NA = não se aplica.
Fonte: Bain JB. Diagnóstico em leucemias. 2ª ed. Rio de Janeiro: Revinter; 2003, p. 171.

Neoplasias linfoides que se originam de linfócitos B maduros (ex.: mieloma múltiplo) podem secretar um componente monoclonal, geralmente uma imunoglobulina, que pode ser detectada na urina ou no soro, e quantificada por meio de métodos específicos. Um dos métodos comumente utilizados para detectar esse tipo de manifestação é a eletroforese de proteínas (Figura 13.5).

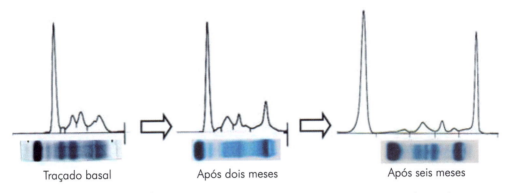

Figura 13.5 – Evolução do pico monoclonal na região de gamaglobulina da eletroforese de proteínas em paciente portador de mieloma múltiplo (MM).
Fonte: Academia de Ciência e Tecnologia (AC&T).

Nos linfomas nodais, após a confirmação diagnóstica, são realizados testes adicionais denominados por estagiamento, para se determinar a extensão da doença. Esses testes incluem avaliação da função renal e hepática, provas inflamatórias, tomografias de tórax e abdômen (ou ressonância ou PET-CT), e biópsia de medula óssea.

Linfoma de Hodgkin

O linfoma de Hodgkin compreende um grupo seleto de doenças que acometem principalmente adultos jovens, com pico de incidência entre os 20 e 30 anos de idade, e se caracteriza pela apresentação nodal na maioria dos casos. Por essa razão, a adenomegalia é o sintoma inicial em metade dos casos, notadamente na região cervical. O diagnóstico baseia-se fundamentalmente na análise histopatológica de gânglios biopsiados, principalmente na identificação das células de Reed-Sternberg em meio a infiltrado celular reacional composto por linfócitos, histiócitos, eosinófilos e plasmócitos. Como não há infiltração da medula óssea ao diagnóstico na maioria dos casos, o mielograma e o hemograma são normais, exceto pela presença de eosinofilia em alguns casos. A maioria dos pacientes pode ser curada com o tratamento atual.

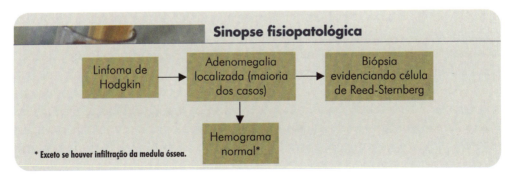

Sumário das alterações hematológicas

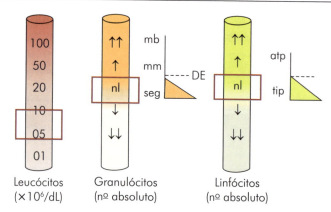

mb = mieloblasto; mm = metamielócito; seg = segmentado; DE = desvio à esquerda; atp = linfócitos atípicos; tip = linfócitos típicos.

Hemoglobina	Normal
Plaquetometria	Normal
Desvio à esquerda	Ausente
Infiltração de medula óssea	Ausente na maioria dos casos
Citologia	Sem alterações significativas; ocasionalmente há eosinofilia

Linfoma difuso de grandes células B

Essa doença corresponde a um terço de todos os LNH e é classificada como um linfoma de alto grau. A apresentação clássica é a de adenomegalia de crescimento rápido, embora as manifestações extranodais sejam comuns (40% dos casos), notadamente no trato gastro intestinal, medula óssea e sistema nervoso central. Por se tratar de linfoma predominantemente nodal, a infiltração da medula óssea é incomum e, portanto, não há alterações no hemograma da maioria dos pacientes ao diagnóstico. Com o tratamento, o índice de remissão é de 70% a 80% e, o de cura, em torno de 50%, com óbvias variações dependendo do estágio em que a doença é diagnosticada.

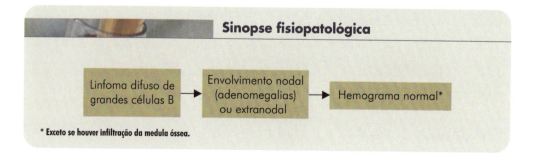

Sumário das alterações hematológicas

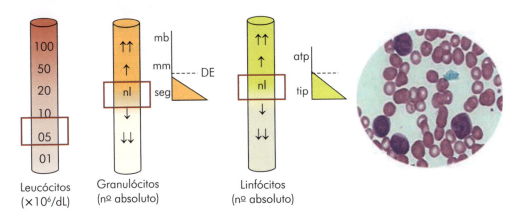

mb = mieloblasto; mm = metamielócito; seg = segmentado; DE = desvio à esquerda; atp = linfócitos atípicos; tip = linfócitos típicos.

Hemoglobina	Normal
Plaquetometria	Normal
Desvio à esquerda	Ausente
Infiltração de medula óssea	Ausente na maioria dos casos
Citologia	Sem alterações; excepcionalmente podem ser observados linfócitos anômalos, grandes e com características imaturas

Linfoma folicular

Trata-se do mais representativo entre os linfomas de baixo grau, respondendo por cerca de 30% de todos os LNH. O curso indolente dessa doença geralmente se reflete pela presença de adenomegalia generalizada e organomegalia ao diagnóstico. A medula óssea é frequentemente infiltrada e 10% dos pacientes apresentam leucocitose caracterizada pela presença de células linfomatosas de tamanho pequeno (menores que os linfócitos normais), com citoplasma muito escasso (alta relação nucleocitoplasmática) e núcleos frequentemente clivados ou indentados com cromatina pouco condensada, mas sem nucléolos visíveis. O diagnóstico diferencial deve ser feito com LLC e outros linfomas leucemizados, sendo que a imunofenotipagem é recurso muito útil para fazer tal distinção. A alteração citogenética clássica dessa doença é a t(14;18) que resulta na hiperexpressão da proteína Bcl-2, envolvida no controle da apoptose celular. Apesar da boa resposta ao tratamento inicial, a recorrência é comum e a sobrevida situa-se entre 6 e 10 anos, em média.

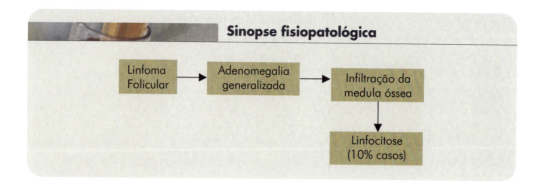

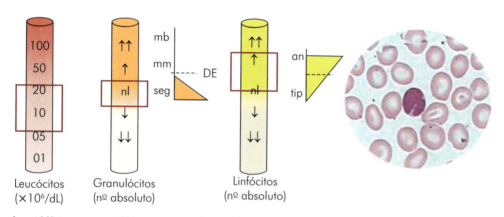

mb = mieloblasto; mm = metamielócito; seg = segmentado; DE = desvio à esquerda; an = linfócitos anômalos; tip = linfócitos típicos.

Hemoglobina	Normal
Plaquetometria	Normal
Desvio à esquerda	Ausente
Infiltração de medula óssea	Presente em metade dos casos
Citologia	Linfocitose (10% dos casos) por predomínio de linfócitos pequenos com citoplasma escasso e núcleo frequentemente clivado ou indentado, apresentando cromatina pouco condensada, mas sem nucléolos visíveis

Linfomas leucemizados

Certos tipos de linfoma caracterizam-se pela alta frequência com que infiltram a medula óssea e contaminam o sangue periférico, causando leucocitose com linfocitose como manifestação inicial. Nesses casos, a intensidade da linfocitose e a ocorrência de anemia e plaquetopenia geralmente dependem da extensão da infiltração medular pela doença. Os principais linfomas leucemizados oriundos de células B e suas respectivas características morfológicas são: **linfoma linfoplasmocítico**, cujas células neoplásicas apresentam diferenciação plasmocitoide (linfócitos linfoplasmocitoides) com núcleo deslocado para a periferia da célula e citoplasma moderadamente abundante e basofílico; **linfoma da zona do manto**, com células maiores e mais pleomórficas que as da LLC e do linfoma folicular, com volume citoplasmático variável e núcleo discretamente indentado, exibindo cromatina pouco condensada e, por vezes, nucléolos; **linfoma esplênico da zona marginal com linfócitos vilosos**, os quais são linfócitos pouco maiores que os da LLC, apresentando alta relação nucleocitoplasmática e vilosidades curtas e finas, geralmente confinadas a um dos polos da célula; **tricoleucemia**, também conhecida por leucemia de células "cabeludas", caracterizada por células grandes com núcleo geralmente oval, exibindo cromatina parcialmente condensada (podendo conter nucléolos), além de citoplasma abundante com projeções citoplasmáticas finas e delicadas, que se assemelham a fios de cabelo. Dentre os linfomas T destacam-se a **leucemia/linfoma de células T do adulto**, que se caracteriza pela grande quantidade de linfócitos de tamanho pequeno e médio, com núcleo irregular, geralmente multilobado, assumindo, por vezes, forma de trevo ou flor (*flower cell*), e a **síndrome de Sézary**, geralmente representando a fase leucêmica de um linfoma cutâneo denominado micose fungoide, caracterizada pela presença de linfócitos neoplásicos pequenos com núcleo convoluto de aspecto cerebriforme. Apesar das particularidades morfológicas associadas a cada uma dessas doenças, a confirmação quase sempre requer a realização de imunofenotipagem por citometria de fluxo, uma vez que a distinção por meio da citologia pode ser muito difícil ou mesmo impossível. Todas as doenças relatadas são relativamente raras e cada uma delas apresenta fisiopatologia, abordagem terapêutica e prognóstico diferentes.

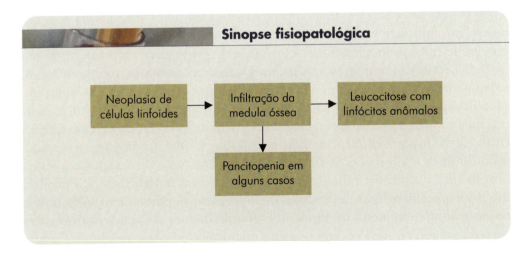

Sumário das alterações hematológicas

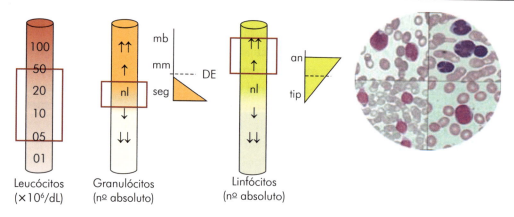

mb = mieloblasto; mm = metamielócito; seg = segmentado; DE = desvio à esquerda; an = linfócitos anômalos; tip = linfócitos típicos.

Hemoglobina	Normal ou diminuída
Plaquetometria	Normal ou diminuída
Desvio à esquerda	Ausente
Infiltração de medula óssea	Presente
Citologia	Linfocitose por predomínio de células neoplásicas de origem linfoide (ver texto para descrição detalhada da morfologia)

Mieloma múltiplo

O mieloma múltiplo corresponde a 1% de todos os tipos de câncer e 10% de todas as neoplasias hematológicas, afetando principalmente pacientes idosos, com pico de incidência entre os 60 e 70 anos. Essa doença caracteriza-se pela proliferação clonal e descontrolada de plasmócitos maduros na medula óssea, o que resulta na produção de uma proteína monoclonal ("proteína M"), geralmente uma imunoglobulina ou fragmentos da mesma, que pode ser identificada no sangue (pico monoclonal na eletroforese de proteínas), na urina (proteína de Bence-Jones) ou em ambos os locais. Quanto ao componente monoclonal, o detalhamento diagnóstico é realizado rotineiramente com a imunofixação de proteínas no sangue e na urina, dosagem de imunoglobulinas, e técnicas mais recentes como a detecção de cadeias leves livres no soro (Freelite), caso este recurso esteja disponível. As principais manifestações iniciais da doença são anemia, dor óssea e infecções. Ao diagnóstico, o hemograma revela apenas anemia normocítica e normocrômica, com leve tendência a macrocitose, na maioria dos pacientes. Além disso, a presença de hiperparaproteinemia torna comum a observação do fenômeno de Rouleaux (empilhamento de hemácias) no esfregaço de sangue periférico. Vale ressaltar que os plasmócitos, geralmente abundantes na medula óssea, só são vistos no sangue periférico nos casos avançados. O mieloma múltiplo é uma doença ainda incurável com o tratamento convencional, sendo que o transplante de medula óssea autogênico ainda constitui a melhor opção terapêutica nos pacientes aptos à realização do procedimento.

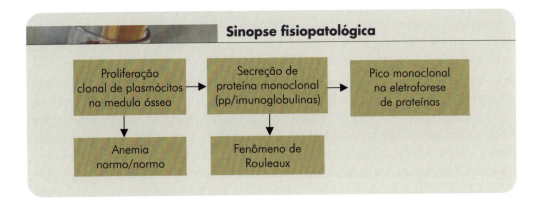

Sumário das alterações hematológicas

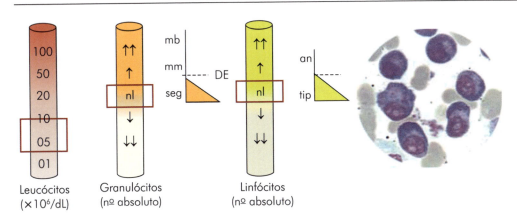

mb = mieloblasto; mm = metamielócito; seg = segmentado; DE = desvio à esquerda; an = linfócitos anômalos; tip = linfócitos típicos.

Hemoglobina	Diminuída
Plaquetometria	Normal
Desvio à esquerda	Ausente
Infiltração de medula óssea	Presente
Citologia	Presença de macrócitos ocasionais e fenômeno de Rouleaux (empilhamento de hemácias); observam-se raros plasmócitos circulantes nos casos avançados

Doenças linfoproliferativas 161

CAPÍTULO 14

Neoplasias mieloproliferativas

Introdução e classificação

O termo neoplasia mieloproliferativa (NMP) se refere a um grupo de doenças causadas pela proliferação clonal de células precursoras hematopoiéticas, que culmina na produção em excesso de uma ou mais linhagens sanguíneas do setor mieloide (Tabela 14.1).

Tabela 14.1

Classificação da OMS para neoplasias mieloproliferativas

- Leucemia mieloide crônica
- Policitemia vera
- Trombocitemia essencial
- Mielofibrose primária
- Leucemia neutrofílica crônica
- Leucemia eosinofílica crônica
- Síndrome hipereosinofílica
- Neoplasia mieloproliferativa, não classificável
- Leucemia mielomonocítica crônica*

*Classificada como distúrbio mielodisplásico/mieloproliferativo.
Fonte: Arber DA, Orazi A, Hasserjian R et al. The 2016 revision to the World Health Organization classification of myeloid neoplasms and acute leukemia. Blood 2016; 127 (20): 2391-405.

Alterações reacionais a quadros infecciosos e inflamatórios, entre outros, podem mimetizar a apresentação laboratorial das NMP. Assim, além da análise cuidadosa do hemograma, é necessário realizar anamnese detalhada e exame físico minucioso do paciente, os quais elucidam a natureza reacional ou neoplásica na maioria dos casos. Na suspeita de neoplasia, geralmente faz-se necessária a utilização de recursos invasivos ou avançados para confirmar o diagnóstico.

Fisiopatologia

Nas NMP, o processo patológico geralmente se inicia pela hipercelularidade medular associada ao aumento da hematopoiese, elevação das contagens sanguíneas (geralmente acentuada, porém com morfologia relativamente conservada) e hematopoiese extramedular (esplenomegalia). Com o tempo, em alguns casos, pode haver um "esgotamento" da medula óssea caracterizado por fibrose medular e pancitopenia.

A diversidade fenotípica entre os subtipos provavelmente se deve a diversas mutações que afetam as tirosinas quinases, notadamente a janus kinase 2 (JAK2) e outras moléculas relacionadas a essas enzimas, que em condições normais controlam a proliferação e diferenciação das células mediante estímulo por citocinas e fatores de crescimento. Nas NMP, tais mutações levam a uma ativação constitucional e autônoma dessas enzimas, deflagrando um distúrbio proliferativo clonal.

É importante destacar que, apesar de distintos, os subtipos de NMP compartilham características biológicas e clínicas entre si, tais como:

- Origem a partir de um progenitor hematopoiético pluripotencial;
- Medula óssea hipercelular;
- Esplenomegalia frequente;
- Risco de transformação para leucemia aguda e mielofibrose;
- Risco de hemorragia e trombose;
- Alta frequência da mutação *JAK2 V617F.*

A evolução das NMP é geralmente insidiosa, mas traz consigo o risco variável de transformação para leucemia mieloide aguda ou mielofibrose. Nesse contexto, a leucemia mieloide crônica não tratada geralmente evolui para crise blástica, ao passo que esse tipo de transformação é incomum nos outros subtipos. Por outro lado, a fibrose medular pode representar o estágio final de doenças como a policitemia vera e a trombocitemia essencial. Geralmente, a sobrevida é prolongada.

Avaliação laboratorial

Pelo caráter insidioso de instalação das NMP, não é incomum que o diagnóstico seja feito de forma acidental e não suspeitada. Dessa forma, o hemograma geralmente é fundamental na suspeita e no direcionamento para a confirmação diagnóstica, que requer análise morfológica e histológica da medula óssea, testes citogenéticos ou moleculares, além da exclusão de quaisquer quadros reacionais possivelmente associados.

Hemograma: as neoplasias mieloproliferativas frequentemente causam elevação persistente de uma ou mais séries sanguíneas no sangue periférico. Dependendo da doença em questão, pode haver predomínio de um determinado grupo de células. Assim, por exemplo, na leucemia mieloide crônica, há predomínio da leucocitose com neutrofilia, ao passo que na policitemia vera e na trombocitemia essencial os destaques são a eritrocitose e plaquetose acentuadas, respectivamente.

Aspirado e biópsia de medula óssea: as análises citológicas e histológicas da medula óssea nas NMPs revelam alterações características como hipercelularidade global com hiperplasia de uma ou mais linhagens hematopoiéticas, podendo haver predomínio da série vermelha (ex.: policitemia vera), granulocítica (ex.: LMC) ou megacariocítica (ex.: trombocitemia essencial). O aspirado medular permite uma análise citológica mais detalhada nos casos de NMP, além de também ser útil na exclusão de displasia. No entanto, o exame de escolha para diagnóstico das NMPs é a biópsia de medula óssea, que permite uma melhor análise da celularidade, de alterações na disposição das células do tecido hematopoiético, além de possibilitar a detecção de fibrose medular, revelada pela coloração da reticulina, mesmo no estágio inicial.

É importante destacar que as alterações morfológicas da medula óssea são coincidentes em boa parte dos subtipos de NMP, de forma que o mielograma e a biópsia de medula óssea, embora fundamentais no diagnóstico da NMP, podem não permitir a diferenciação entre os seus subtipos.

Citogenética: a análise do cariótipo, inicialmente por bandeamento, é recomendável em todos os casos devido à possibilidade de se identificar alterações cromossômicas relevantes ao diagnóstico ou prognóstico dos pacientes. O exemplo mais característico é detecção do cromossomo Philadelphia, presente em quase todos os casos de LMC e ausente nos outros subtipos de NMP, com raras exceções.

Biologia molecular: a demonstração da mutação *JAK2 V617F* na maioria dos casos de policitemia vera e em parte dos portadores de trombocitemia essencial e mielofibrose primária fez com que a detecção desta alteração por biologia molecular se tornasse um recurso diagnóstico valioso.

A seguir serão abordados os aspectos principais da mielofibrose primária, leucemia neutrofílica crônica, leucemia eosinofílica crônica, síndrome hipereosinofílica e leucemia mielomonocítica crônica. A policitemia vera, LMC e trombocitemia essencial encontram-se detalhadas nos Capítulos 8, 12 e 15, respectivamente.

Mielofibrose primária

Também conhecida por mielofibrose com metaplasia mieloide agnogênica, essa neoplasia geralmente afeta pacientes com mais de 50 anos e de ambos os sexos, tendo como principal característica o desenvolvimento de fibrose na medula óssea, com consequente estímulo para hematopoiese extramedular, que ocorre notadamente no baço. Nessa doença, a célula neoplásica é o megacariócito, o qual libera fatores de crescimento que estimulam a proliferação de fibroblastos não neoplásicos, resultando no depósito de colágeno e fibrose medular reacional. O quadro clínico compõe-se principalmente de sintomas relacionados à anemia, esplenomegalia e emagrecimento. O hemograma geralmente revela anemia normocítica e normocrômica com aumento de dacriócitos, além da presença de eritroblastos circulantes e precursores granulocíticos (desvio à esquerda), ao que se denomina de quadro "leucoeritroblástico". No início do processo, há leucocitose e plaquetose com fragmentos circulantes de megacariócitos, ao passo que nos estágios avançados predomina a pancitopenia. A presença de fibrose medular geralmente dificulta a aspiração da medula óssea (punção "seca"), o que torna necessário a realização de biópsia para documentar a fibrose e outras alterações características, como a hiperplasia megacariocítica. O tempo médio de sobrevida é de 5 a 7 anos, e a transformação leucêmica ocorre em 15% dos pacientes.

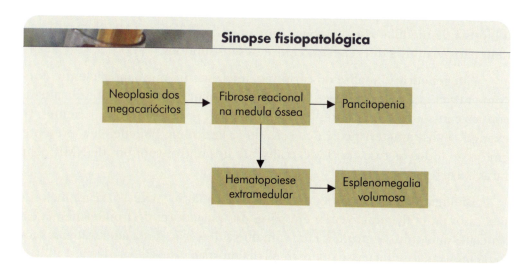

Sumário das alterações hematológicas

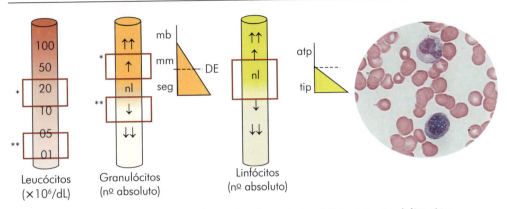

mb = mieloblasto; mm = metamielócito; seg = segmentado; DE = desvio à esquerda; atp = linfócitos atípicos; tip = linfócitos típicos.
* Fase inicial da doença. ** Fase avançada da doença.

Hemoglobina	Diminuída
Plaquetometria	Diminuída (no início da doença pode haver plaquetose)
Desvio à esquerda	Presente
Citologia	Quadro leucoeritroblástico, caracterizado pela presença de precursores granulocíticos (desvio à esquerda) e eritroblastos circulantes; é comum a presença de dacriócitos

Leucemia neutrofílica crônica

Esta leucemia representa o subtipo mais raro de NMP e caracteriza-se clinicamente por anemia e hepatoesplenomegalia. No sangue periférico há leucocitose, com valores geralmente entre 40 e 70 × 10^6/dL, e neutrofilia acentuada e sem desvio à esquerda, sendo raras as células imaturas circulantes. Os neutrófilos podem exibir granulações tóxicas e, por vezes, corpos de Döhle; são comuns as formas com núcleo em anel. Anemia e plaquetopenia são frequentes nessa doença. O diagnóstico diferencial inclui LMC e reação leucemoide, que devem ser excluídos pela análise cuidadosa da medula óssea, cariótipo e comorbidades associadas (ex.: infecção).

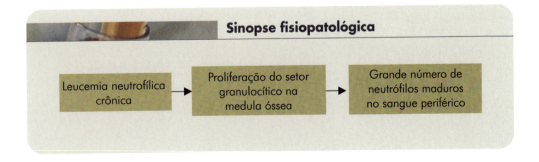

Sumário das alterações hematológicas

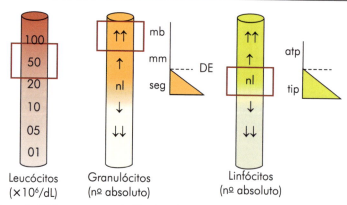

mb = mieloblasto; mm = metamielócito; seg = segmentado; DE = desvio à esquerda; atp = linfócitos atípicos; tip = linfócitos típicos.

Hemoglobina	Normal ou diminuída
Plaquetometria	Normal ou diminuída
Desvio à esquerda	Ausente
Citologia	Presença de grande número de neutrófilos; não é rara a presença de granulações tóxicas, corpos de Döhle e formas com núcleo em anel

Leucemia eosinofílica crônica

Neste raro tipo de leucemia, as células neoplásicas pertencem à linhagem eosinofílica, podendo apresentar formas circulantes com morfologia madura ou imatura, porém com menos de 20% de blastos na medula óssea. Assim, no hemograma, há grande número de eosinófilos maduros e precursores como mielócitos, promielócitos e até blastos. Observam-se com frequência anemia e plaquetopenia, além de hipogranulação, vacuolização e hipolobulação nos eosinófilos maduros. A confirmação diagnóstica requer uma contagem de eosinófilos acima de $1,5 \times 10^6/dL$ e blastos acima de 2% no sangue ou 5% na medula óssea, ou que haja evidência citogenética e molecular de clonalidade.

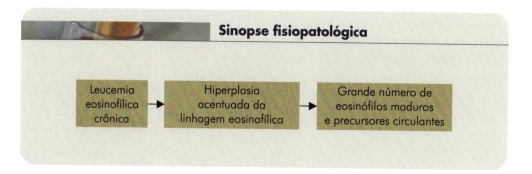

Sumário das alterações hematológicas

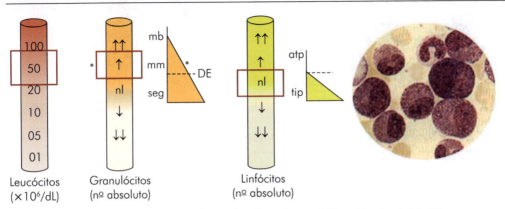

mb = mieloblasto; mm = metamielócito; seg = segmentado; DE = desvio à esquerda; atp = linfócitos atípicos; tip = linfócitos típicos.
* Linhagem eosinofílica.

Hemoglobina	Normal ou diminuída
Plaquetometria	Normal ou diminuída
Desvio à esquerda	Presente (linhagem eosinofílica)
Citologia	Presença de grande número de eosinófilos maduros e formas precursoras; os eosinófilos podem exibir hipogranulação, vacuolização e hipolobulação; blastos ocasionais podem ser observados

Síndrome hipereosinofílica

Esta síndrome incomum e ainda pouco esclarecida caracteriza-se pela presença de eosinofilia acentuada, persistente e inexplicada, associada a lesões teciduais causadas pelo acúmulo e degranulação dos eosinófilos nos tecidos, notadamente no coração e sistema nervoso central. O diagnóstico requer a presença de eosinofilia acima de $1,5 \times 10^6/dL$ por pelo menos seis meses, sem causa subjacente. A concentração elevada da triptase sérica auxilia no diagnóstico e é normalmente acompanhada do rearranjo genético FIP1L1-PDGFRA, entre outros como PDGFRB e FGFR1. Embora não se caracterize como leucemia, a síndrome hipereosinofílica apresenta curso agressivo, provocando lesão cardíaca em 90% dos pacientes, abreviando a sua sobrevida.

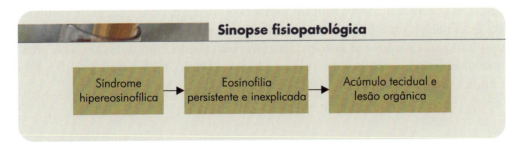

Sumário das alterações hematológicas

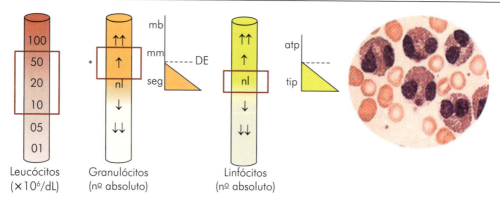

mb = mieloblasto; mm = metamielócito; seg = segmentado; DE = desvio à esquerda; atp = linfócitos atípicos; tip = linfócitos típicos.
* Linhagem eosinofílica.

Hemoglobina	Normal ou diminuída
Plaquetometria	Normal ou diminuída
Desvio à esquerda	Ausente
Citologia	Grande número de eosinófilos maduros exibindo, com frequência, hipogranulação e vacuolização citoplasmática, além de núcleos hiper ou hipolobados

Leucemia mielomonocítica crônica

Atualmente classificada pela OMS no grupo das síndromes mielodisplásicas/neoplasias mieloproliferativas, a leucemia mielomonocítica crônica (LMMC) acomete principalmente idosos do sexo masculino e tem como principais manifestações clínicas a anemia, fenômenos hemorrágicos e esplenomegalia. No sangue periférico, há leucocitose acentuada por predomínio de monócitos (que podem chegar a $50 \times 10^6/dL$) e neutrófilos, por vezes acompanhados de desvio à esquerda. Os monócitos circulantes podem ser um pouco imaturos, com basofilia citoplasmática ou nucléolos, e é frequente a presença de anemia normocítica/normocrômica e plaquetopenia. Os critérios para o diagnóstico de LMMC incluem monocitose acima de $1 \times 10^6/dL$ e menos de 10% de precursores granulocíticos no sangue periférico, além da constatação de displasia em pelo menos uma linhagem na medula óssea. No mielograma, os mieloblastos estão aumentados em número, porém perfazendo menos de 20% da contagem diferencial, e nota-se hiperplasia das séries granulocítica e monocítica, esta última representando mais de 20% das células da medula óssea.

Sinopse fisiopatológica

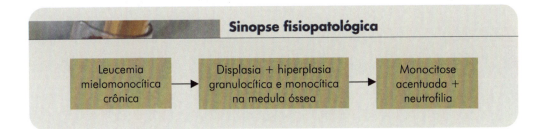

Sumário das alterações hematológicas

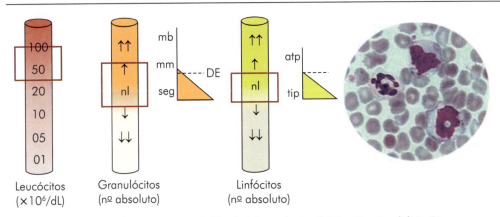

mb = mieloblasto; mm = metamielócito; seg = segmentado; DE = desvio à esquerda; atp = linfócitos atípicos; tip = linfócitos típicos.

Hemoglobina	Normal ou diminuída
Plaquetometria	Normal ou diminuída
Desvio à esquerda	Presente (discreto)
Citologia	Presença de grande número de monócitos, alguns exibindo discreta imaturidade, basofilia citoplasmática e presença de nucléolos

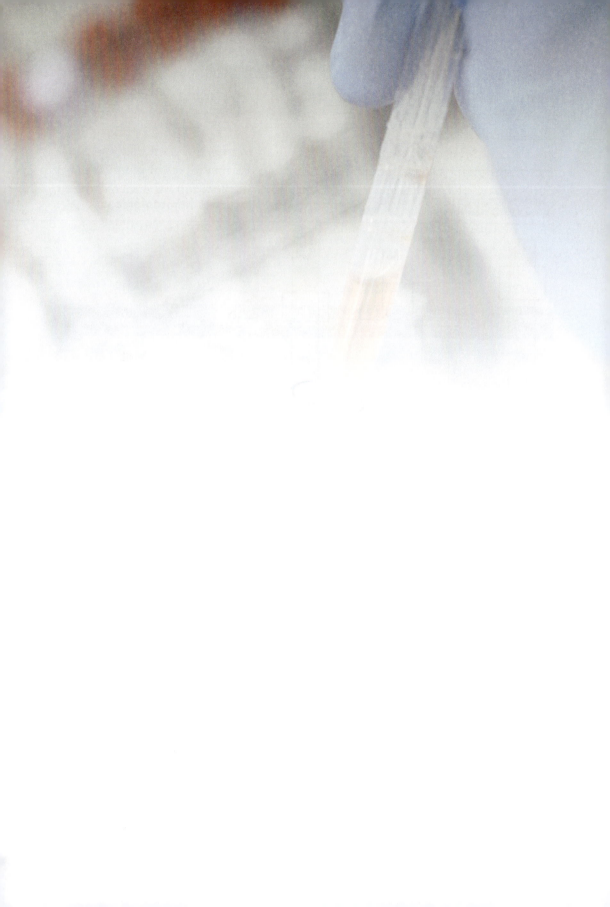

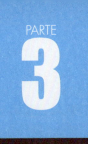

DOENÇAS QUE ALTERAM AS PLAQUETAS E O COAGULOGRAMA

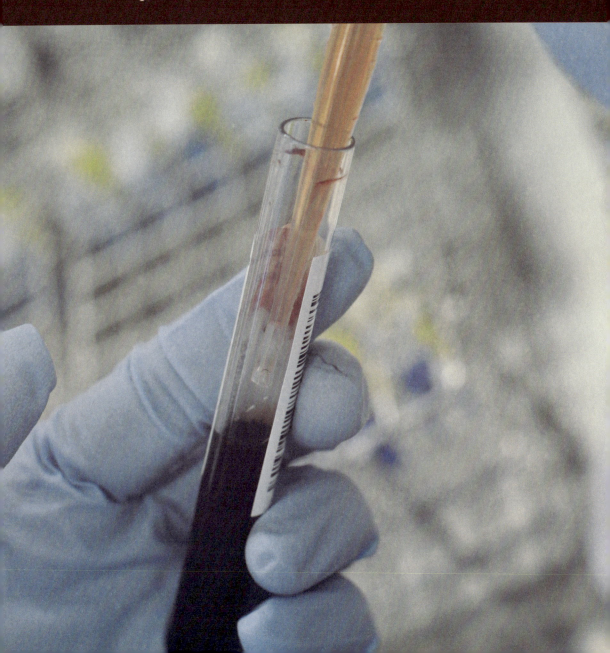

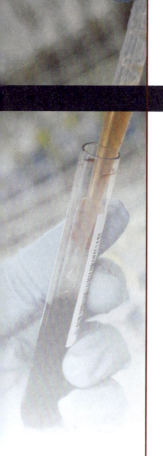

RESUMO DA PARTE

15   Plaquetopatias adquiridas e hereditárias

16   Coagulopatias adquiridas e hereditárias

CAPÍTULO 15

Plaquetopatias adquiridas e hereditárias

Introdução à hemostasia

A hemostasia compreende o mecanismo pelo qual o organismo atua para estancar o sangramento, representando, portanto, importante mecanismo de defesa e reparação, que protege a integridade vascular após uma lesão. Tradicionalmente, a hemostasia é dividida em quatro fases:

- **Resposta vascular**: configura-se na contração do vaso lesado;
- **Hemostasia primária**: resulta na formação do tampão plaquetário;
- **Hemostasia secundária**: resulta na formação do coágulo de fibrina;
- **Inibição da coagulação e dissolução do coágulo (fibrinólise)**.

A distinção entre hemostasia primária e secundária é meramente didática, uma vez que o processo da coagulação decorre da ação rápida e integrada entre plaquetas, fatores da coagulação e endotélio. O sistema fibrinolítico e as proteínas inibidoras da coagulação asseguram que a coagulação se limite ao local da lesão. A Figura 15.1 resume as principais etapas da hemostasia.

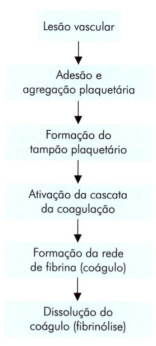

Figura 15.1 – Principais etapas da hemostasia.
Fonte: Academia de Ciência e Tecnologia (AC&T).

Do mesmo modo que o endotélio lesado secreta substâncias que ativam as plaquetas e os fatores da coagulação, o endotélio intacto produz mediadores que inibem a hemostasia (Figura 15.2).

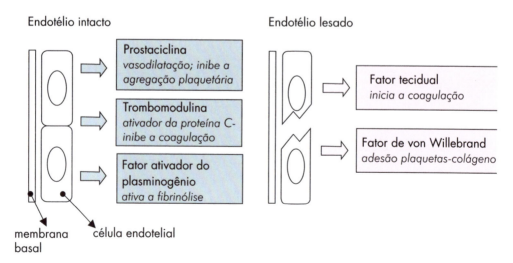

Figura 15.2 – Mediadores produzidos pelo endotélio intacto e após lesão com exposição da membrana basal (colágeno).
Fonte: Academia de Ciência e Tecnologia (AC&T).

Os sangramentos consistem no principal sinal clínico das doenças e outras condições que alteram a hemostasia. Nas plaquetopenias e disfunções plaquetárias, as manifestações hemorrágicas são comumente restritas à pele e mucosas, ao passo que nas coagulopatias, pode haver também sangramentos intra-articulares, musculares e em outros locais. Na pele, os sangramentos podem variar desde pequenos focos puntiformes (petéquias), até lesões de maior diâmetro (equimoses) ou muito extensas e elevadas (hematomas). Em relação à plaquetopenia, vale ressaltar que sangramentos espontâneos são incomuns com contagens de plaquetas superiores a 20.000/mm^3; de fato, a integridade vascular é preservada com plaquetometria de até 7.500/mm^3. É importante destacar também que as plaquetopatias e as coagulopatias podem provocar ou intensificar o sangramento em situações que o favoreçam como menstruação, úlceras no trato gastrointestinal, aneurismas cerebrais, cirurgias, ferimentos, etc.

Aspectos normais da fisiologia plaquetária

As plaquetas representam fragmentos do citoplasma do megacariócito e apresentam meia-vida de 10 dias, em média (Figura 15.3). A principal função das plaquetas é a formação do tampão plaquetário, que interrompe temporariamente o sangramento após uma lesão vascular. Além disso, essas partículas exercem também ação pró-coagulante, por meio da interação de fatores da coagulação com receptores específicos localizados na superfície plaquetária (essa interação encontra-se descrita no capítulo 16).

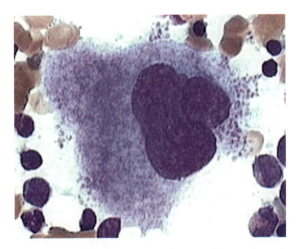

Figura 15.3 – Megacariócito com plaquetogênese evidente em lâmina de mielograma.
Fonte: Academia de Ciência e Tecnologia (AC&T).

Para funcionar adequadamente, as plaquetas se valem principalmente do seu conteúdo granular (Figura 15.4) e de glicoproteínas da membrana, detalhados a seguir:

- **Grânulos densos**: contém ADP, ATP e serotonina;
- **Grânulos alfa**: contém fator de von Willebrand, fibrinogênio, trombospondina, fator plaquetário e fator V;
- **Glicoproteína Ib-IX**: promove a adesão da plaqueta ao endotélio;
- **Glicoproteína IIb-IIIa**: promove a agregação plaquetária.

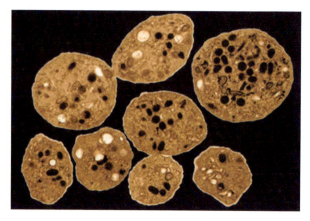

Figura 15.4 – Foto por microscopia eletrônica evidenciando várias plaquetas e seus grânulos plaquetários.
Fonte: Academia de Ciência e Tecnologia (AC&T).

Após uma lesão vascular, as plaquetas se aderem aos componentes expostos no subendotélio do vaso sanguíneo lesado. Nesse mecanismo de **adesão plaquetária**, a principal ligação se dá entre o colágeno do subendotélio e a glicoproteína Ib-IX presente na membrana das plaquetas. Essa ligação é mediada pelo **fator de von Willebrand**.

Após a adesão, ocorre ativação das plaquetas mediada por agonistas ou ativadores plaquetários como o ADP, que então liberam o seu conteúdo granular. A degranulação plaquetária e a ligação da glicoproteína IIb-IIIa das plaquetas com o **fibrinogênio** desencadeiam a **agregação plaquetária**, levando à formação do tampão plaquetário. Durante o processo de ativação plaquetária, o tradicional formato discoide das plaquetas dá lugar a uma conformação esférica com projeções citoplasmáticas evidentes.

Os agregados plaquetários formados na hemostasia primária fornecem também a superfície fosfolípide que é necessária para que ocorra a ativação dos fatores de coagulação na hemostasia secundária.

A Figura 15.5 ilustra os componentes envolvidos nos mecanismos de adesão e agregação plaquetária.

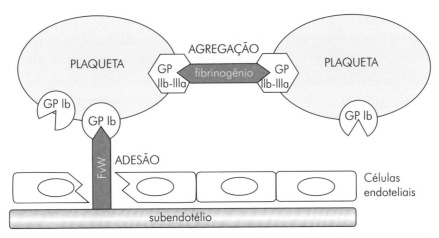

Figura 15.5 – Adesão e agregação plaquetária. O fator de von Willebrand (FvW) promove a ligação entre a glicoproteína Ib-IX (GP Ib) e o colágeno do subendotélio (adesão plaquetária). O fibrinogênio liga uma plaqueta a outra por meio das glicoproteínas IIb-IIIa (GP IIb-IIIa) (agregação plaquetária).

Fonte: Academia de Ciência e Tecnologia (AC&T).

Avaliação laboratorial

Plaquetometria

A maioria dos laboratórios adota como normal plaquetometrias entre 140.000 e 450.000/mm^3. Vale ressaltar que oscilações discretas no número de plaquetas (10-15%) são aceitáveis e presentes em condições normais.

Em geral, a quantificação das plaquetas é realizada por métodos automatizados, reservando-se o método manual para casos duvidosos. Entretanto, é recomendável proceder à análise citológica sempre que houver alteração da plaquetometria, com atenção especial às alterações morfológicas e presença de agregados plaquetários que possam produzir uma contagem falsamente baixa do número de plaquetas. Além disso, deve-se atentar também para a possível interferência de fatores pré-analíticos, como a dificuldade na coleta, aspiração lenta e demora na agitação do tubo.

De menor importância em relação ao número de plaquetas estão outros índices oferecidos por determinados contadores como o VPM (volume plaquetário médio) e o PDW (*platelet distribution width*), que são análogos ao VCM e RDW dos eritrócitos, respectivamente.

Diversas situações podem diminuir ou aumentar a quantidade de plaquetas na circulação. As Tabelas 15.1 e 15.2 listam as principais causas de plaquetopenia (trombocitopenia) e plaquetose (trombocitose).

As plaquetas jovens, recém-saídas da medula óssea, são ricas em RNA e denominadas plaquetas "reticuladas" (em analogia aos reticulócitos). Essas plaquetas podem ser identificadas pela coloração com azul de metileno e, mais especificamente, por meio de alguns contadores automatizados de reticulócitos modificados para esse fim e citometria de fluxo. Nesse contexto, o número aumentado de plaquetas reticuladas é geralmente associado a plaquetopenias por destruição periférica (diferenciando daquelas causadas por hipoprodução).

Pelo fato da contagem automatizada ser baseada no tamanho das plaquetas (princípio da impedância), uma consideração importante deve ser feita com relação às situações com presença de frequentes plaquetas gigantes, com volume superior 30fL, que deixam de ser contadas pelos analisadores, podendo resultar em falsa plaquetopenia. Da mesma forma, micrócitos ou fragmentos eritrocitários de volume inferior a 25fL (p. ex.: talassemias) podem ser contados como plaquetas produzindo uma falsa plaquetose.

Tabela 15.1

Principais causas de plaquetopenia

Mecanismo	Condições associadas
Diminuição da produção	Leucemia, mielodisplasia, aplasia de medula óssea, anemia megaloblástica, mielofibrose, mieloftise, infecções, medicações
Sobrevida curta	Imune: púrpura trombocitopênica imunológica, medicações, colagenoses, síndrome antifosfolípide, infecções, púrpura pós-transfusional, púrpura neonatal aloimune
	Não imune: coagulação intravascular disseminada, púrpura trombocitopênica trombótica, vasculites
Sequestro	Hiperesplenismo, circulação extracorpórea
Diluição	Transfusão de sangue maciça

Fonte: Academia de Ciência e Tecnologia (AC&T).

Tabela 15.2

Principais causas de plaquetose

Mecanismo	Condições associadas
Neoplasia	Trombocitemia essencial, policitemia vera, leucemia mieloide crônica, mielofibrose primária
Reacional	Fisiológica, anemia ferropriva, pós-operatório, pós-esplenectomia, pós-hemorragia (fase de recuperação), recuperação de trombocitopenia prévia, trauma relevante, processos infecciosos e inflamatórios

Fonte: Academia de Ciência e Tecnologia (AC&T).

Morfologia plaquetária

As plaquetas são partículas discoides de pequeno tamanho, com diâmetro variando de 1 a 3 μm (cerca de um terço do tamanho do eritrócito normal), e que apresentam grânulos azurófilos finos dispersos no citoplasma. Quanto à sua distribuição no esfregaço, se o sangue periférico estiver anticoagulado com EDTA, as plaquetas geralmente encontram-se separadas entre si, enquanto na análise do sangue sem anticoagulante nota-se uma tendência natural à agregação.

Denomina-se macroplaquetas as plaquetas de tamanho aumentado geralmente acima de 4 µm, e de plaquetas gigantes, aquelas com tamanho igual ou maior que o dos eritrócitos e linfócitos típicos. É importante destacar que o volume plaquetário médio tende a aumentar quando a proliferação de plaquetas está acelerada, uma vez que as plaquetas recém-formadas tendem a ser maiores. Essa e outras causas de aumento do volume plaquetário encontram-se listadas na Tabela 15.3.

Tabela 15.3

Principais causas associadas à presença de plaquetas com tamanho aumentado
Hereditárias
Síndrome de Bernard-Soulier*
Anomalia de Chédiak-Higashi*
Anomalia de May-Hegglin*
Doença de von Willenbrand tipo plaquetário
Síndrome das plaquetas cinzentas*
Adquiridas
Púrpura trombocitopênica imunológica (PTI)*
Púrpura trombocitopênica trombótica (PTT)*
Coagulação intravascular disseminada*
Doenças mieloproliferativas crônicas (pp/ trombocitemia essencial)
Pós-esplenectomia

*Pode haver plaquetopenia.
Fonte: Academia de Ciência e Tecnologia (AC&T).

Função plaquetária

O **tempo de sangramento** representa a maneira mais simples e rápida de se avaliar a função das plaquetas por meio do tempo de formação do tampão plaquetário. Entretanto, esse teste está sujeito a vários interferentes que podem comprometer o resultado ou a sua interpretação. O princípio básico consiste numa incisão na pele, com comprimento e profundidade padronizados, após a qual conta-se o tempo entre o momento da incisão até a parada do sangramento. As incisões podem ser realizadas no lóbulo da orelha (método de Duke) ou no antebraço (método de Ivy) com o auxílio de um manguito de pressão inflado. Embora mais invasivo, o último produz resultados mais acurados que o primeiro. Os valores normais variam de 1 a 3 minutos para o método de Duke e de 1 a 7 minutos para o método de Ivy.

O recurso mais indicado para análise da função plaquetária é o **teste de agregação plaquetária**, que avalia a habilidade de agregação das plaquetas *in vitro* tanto de forma espontânea como mediada por diferentes substâncias agonistas. Para tanto, utilizam-se equipamentos, denominados agregômetros, que medem por meio de espectrofotometria as alterações da densidade ótica em uma suspensão de plaquetas (plasma rico em plaquetas) – mantidas em condições constantes de agitação e temperatura – após a adição de agregantes plaquetários. O teste de agregação plaquetária produz uma curva bifásica, em que a primeira onda representa o efeito direto do agente agregante (agregação reversível ou primária) e a segunda, a reação de liberação de mediadores plaquetários (agregação irreversível ou secundária) (Figura 15.6). Os agentes agregantes mais utilizados nesse teste são ADP, adrenalina, colágeno e ristocetina.

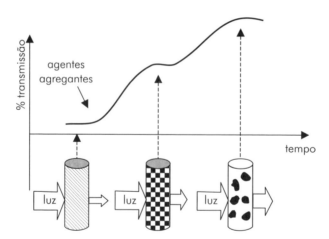

Figura 15.6 – Teste de agregação plaquetária. O gráfico representa a porcentagem de transmissão de luz através do plasma rico em plaquetas em função do tempo.

Fonte: Academia de Ciência e Tecnologia (AC&T).

A **prova do laço** pode ser também utilizada no estudo da função plaquetária, embora seja pouco específica para este fim. Esse teste avalia a permeabilidade ou fragilidade capilar mediante o aumento da pressão vascular interna feita por garroteamento do retorno venoso. O aparecimento de mais de cinco petéquias em uma área de 25 cm^2 de pele denota teste positivo, que pode decorrer tanto de anormalidades qualitativas ou quantitativas das plaquetas, como de defeito vascular.

A **retração do coágulo** representa a fase final da coagulação e pode ser usada também na avaliação da função plaquetária. O resultado normal é a retração completa, ao passo que a ausência da mesma denota disfunção plaquetária, embora possa ser influenciada pela plaquetopenia, hematócrito e quantidades alteradas de trombina e fibrinogênio.

Citometria de fluxo

A utilização de anticorpos monoclonais permite a identificação de estruturas plaquetárias como a glicoproteína Ib (CD42b), glicoproteína IIb (CD41) e glicoproteína IIIa (CD61). Portanto, essa técnica tem se mostrado valiosa na confirmação diagnóstica de casos duvidosos de plaquetopatias.

Doença de von Willebrand

Esta doença representa o tipo mais frequente de coagulopatia hereditária (cerca de 1% da população) e é causada por mutações no gene que codifica o fator de von Willebrand (FvW). O FvW é uma glicoproteína grande e multimérica, secretada pelo endotélio e por megacariócitos, que apresenta duas funções básicas: promover a adesão plaquetária e carrear e estabilizar o fator VIII. Desse modo, as manifestações hemorrágicas, quando presentes, decorrem da disfunção plaquetária ou da atividade reduzida do fator VIII. A heterogeneidade clínica e laboratorial dessa doença permitiu a sua subclassificação em diferentes subtipos: tipo 1 – deficiência quantitativa parcial do FvW; tipo 2A – defeito qualitativo pela ausência de multímeros grandes (e muito ativos) do FvW; tipo 2B (tipo plaquetário) – defeito qualitativo pela grande afinidade e ligação do FvW às plaquetas, que diminui a concentração de FvW livre circulante; tipo 2M – defeito qualitativo que não é causado pela ausência de grandes multímeros; tipo 2N – defeito qualitativo pela diminuição da afinidade entre o FvW e o FVIII; e tipo 3 – deficiência quantitativa quase completa do FvW, com grave repercussão clínica. A avaliação laboratorial inicial revela, na maioria dos casos, plaquetometria normal, tempo de sangramento alongado e, devido à diminuição da atividade do fator VIII em alguns casos, o TTPA se mostra alterado, enquanto o TP encontra-se normal. O teste de agregação plaquetária revela hipoagregação com ristocetina, cuja ação agonista depende da presença do FvW. No contexto laboratorial, o tipo 2B representa a exceção, uma vez que geralmente cursa com plaquetopenia discreta e apresenta agregação normal (ou até aumentada) com ristocetina. O diagnóstico específico usualmente requer a determinação quantitativa do antígeno do FvW, cofator da ristocetina, dosagem do fator VIII e, se disponível, a análise dos multímeros do fator de von Willebrand, a qual permite a determinação do subtipo.

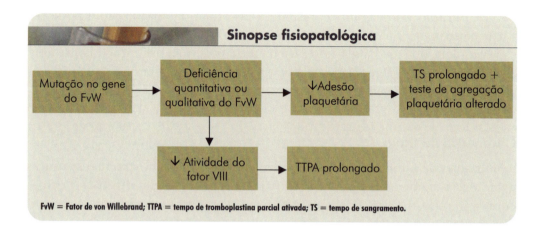

Sinopse fisiopatológica

FvW = Fator de von Willebrand; TTPA = tempo de tromboplastina parcial ativada; TS = tempo de sangramento.

Sumário das alterações hematológicas

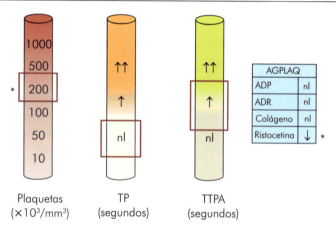

*Exceto tipo 2B (plaquetopenia e AGPLAQ normal com ristocetina).
TP = tempo de protrombina; TTPA = tempo de tromboplastina parcial ativada; AGPLAQ = teste de agregação plaquetária; ADP = adenosina difosfato; ADR = adrenalina.

Hemoglobina	Normal
Leucometria	Normal
INR	Normal
Deficiência de fator	Única (fator de von Willebrand)
Tempo de sangramento	Prolongado
Agregação plaquetária	Hipoagregação com ristocetina
Citologia	Sem alterações específicas

Doenças Que Alteram os Exames Hematológicos

Trombastenia de Glanzman

Trata-se de uma plaquetopatia rara, de herança autossômica e recessiva, em que a base molecular da alteração plaquetária é a perda ou disfunção da glicoproteína IIb-IIIa. A alteração nessa glicoproteína, que em condições normais atua como receptor do fibrinogênio, resulta no déficit da agregação plaquetária. O quadro clínico é variável e geralmente se inicia ainda na infância, com sangramentos cutâneos, gengivais ou pós-extração dentária; nas mulheres é frequente a menorragia. Laboratorialmente, não há alteração do número ou da morfologia plaquetária. Já os testes de função plaquetária apresentam-se muito alterados, com tempo de sangramento prolongado e hipoagregação plaquetária com vários agonistas (ADP, adrenalina e colágeno), exceto ristocetina. A imunofenotipagem revela diminuição da expressão dos marcadores CD41 e CD61.

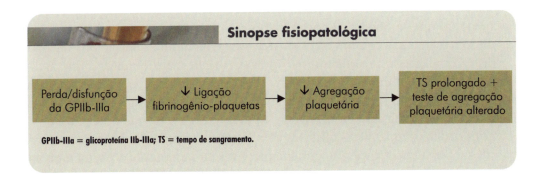

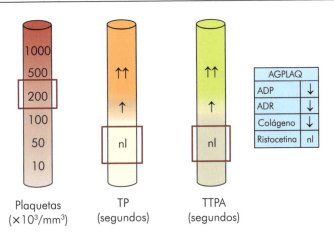

TP = tempo de protrombina; TTPA = tempo de tromboplastina parcial ativada; AGPLAQ = teste de agregação plaquetária; ADP = adenosina difosfato; ADR = adrenalina.

Hemoglobina	Normal
Leucometria	Normal
INR	Normal
Deficiência de fator	Ausente
Tempo de sangramento	Prolongado
Agregação plaquetária	Hipoagregação com ADP, adrenalina e colágeno; normal com ristocetina
Citologia	Sem alterações específicas

Síndrome de Bernard Soulier

Esta síndrome rara, de origem autossômica e recessiva, caracteriza-se por disfunção plaquetária, plaquetopenia e tendência de sangramento. A base molecular da doença consiste na deficiência da glicoproteína Ib-IX, que atua como receptor do FvW na membrana plaquetária. Isso prejudica notadamente o mecanismo de adesão plaquetária, alterando testes como o tempo de sangramento e a agregação plaquetária, em que se observa hipoagregação com ristocetina. Embora esta última alteração também seja comum na doença de von Willebrand, a adição de FvW não corrige a hipoagregação presente na síndrome de Bernard Soulier, o que auxilia no diagnóstico diferencial. O quadro clínico caracteriza-se por sangramentos mucocutâneos, menorragia e, ocasionalmente, hemorragias gastrointestinais. Nos homozigotos, o distúrbio hemorrágico é mais intenso e a plaquetopenia tende a ser acentuada com plaquetas gigantes com função anormal. Na heterozigose, as manifestações hemorrágicas são geralmente leves ou ausentes, e a plaquetopenia é discreta, também com presença de plaquetas gigantes, mas com função normal. Nessa síndrome, a plaquetopenia geralmente decorre da diminuição da sobrevida das plaquetas, e a presença de frequentes macroplaquetas e plaquetas gigantes justifica a anisocitose plaquetária significativa que acompanha o quadro. A análise imunofenotípica revela diminuição da expressão de CD42a, CD42b e CD42d.

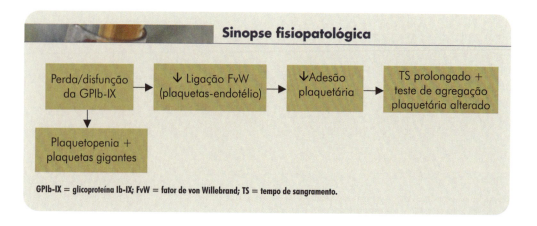

Sumário das alterações hematológicas

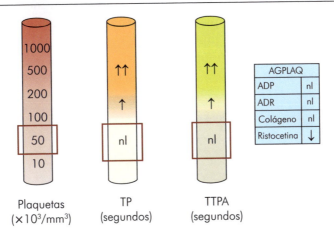

TP = tempo de protrombina; TTPA = tempo de tromboplastina parcial ativada; AGPLAQ = teste de agregação plaquetária; ADP = adenosina difosfato; ADR = adrenalina.

Hemoglobina	Normal
Leucometria	Normal
INR	Normal
Deficiência de fator	Ausente
Tempo de sangramento	Prolongado (> 20 minutos)
Agregação plaquetária	Hipoagregação com ristocetina, não corrigida pela adição de plasma contendo FvW
Citologia	Frequentes macroplaquetas e plaquetas gigantes; anisocitose plaquetária

Doença do *pool* de armazenamento plaquetário

O principal mecanismo causador deste raro grupo de doenças é a deficiência do conteúdo dos grânulos plaquetários (densos, alfa ou ambos), que prejudica a hemostasia primária e propicia a ocorrência de sangramentos mucocutâneos. A deficiência dos grânulos densos pode estar associada a outras doenças hereditárias como as síndromes de Hermansky-Pudlak (albinismo oculocutâneo, depósito tipo ceroide em macrófagos do SRE e tendência a sangramento); Wiskott-Aldrich (plaquetopenia, infecções recorrentes e eczema); Chediak-Higashi (albinismo oculocutâneo parcial, infecções recorrentes, tendência a sangramentos e lisossomos gigantes em fagócitos) e síndrome TAR (trombocitopenia associada a ausência do rádio). A deficiência de grânulos alfa é representada pela doença da plaqueta cinzenta, ao passo que a deficiência mista reúne as alterações presentes nos grânulos densos e alfa. O hemograma desses pacientes pode revelar plaquetopenia de leve a moderada intensidade, sendo que a morfologia plaquetária é normal na maioria dos casos, exceto na síndrome da plaqueta cinzenta, em que as plaquetas são grandes e agranulares. O tempo de sangramento pode ser prolongado e o teste de agregação plaquetária apresenta resultados semelhantes aos do uso de aspirina, revelando hipoagregação com ADP e ATP, principalmente na 2ª onda, e diminuição ou ausência de resposta ao colágeno, notadamente na deficiência de grânulos alfa; a resposta a ristocetina é normal.

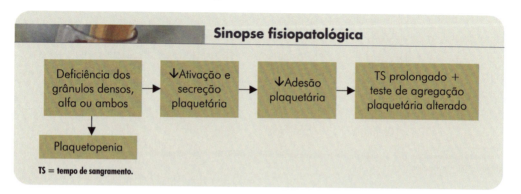

Sumário das alterações hematológicas

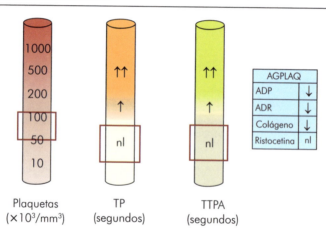

TP = tempo de protrombina; TTPA = tempo de tromboplastina parcial ativada; AGPLAQ = teste de agregação plaquetária; ADP = adenosina difosfato; ADR = adrenalina.

Hemoglobina	Normal
Leucometria	Normal
INR	Normal
Deficiência de fator	Ausente
Tempo de sangramento	Prolongado (> 20 minutos)
Agregação plaquetária	Hipoagregação com ADP (2ª onda), adrenalina (2ª onda) e colágeno; normal com ristocetina
Citologia	Morfologia plaquetária normal, exceto na síndrome da plaqueta cinzenta (plaquetas grandes e agranulares) e na síndrome de Wiskott-Aldrich (plaquetas pequenas)

Antiagregantes plaquetários

O ácido acetilsalicílico (aspirina) é o antiagregante plaquetário mais utilizado na prática clínica para prevenir a recorrência de eventos tromboembólicos arteriais como o acidente vascular cerebral e o infarto agudo do miocárdio. O mecanismo de ação da aspirina baseia-se na inativação irreversível da enzima cicloxigenase, o que impede a produção de tromboxane A_2 – um composto pró-agregante produzido a partir do ácido araquidônico – inibindo a agregação das plaquetas durante todo o seu tempo de vida. Embora o hemograma não se altere na maioria dos casos, a modificação da função plaquetária pelo uso desse medicamento pode ser atestada pelo prolongamento do tempo de sangramento e pelo teste de agregação plaquetária, que revela hipoagregação com ADP e ATP, notadamente na 2ª onda. O clopidogrel e a ticlopidina pertencem à outra classe de antiagregantes que agem de forma distinta da aspirina, bloqueando irreversivelmente o receptor do ADP das plaquetas. Essa classe de drogas pode causar plaquetopenia e, por vezes, neutropenia.

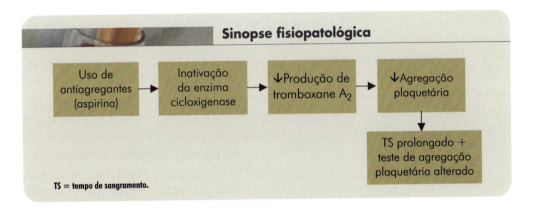

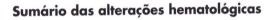

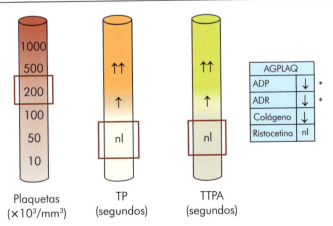

*Hipoagregação na 2ª onda.
TP = tempo de protrombina; TTPA = tempo de tromboplastina parcial ativada; AGPLAQ = teste de agregação plaquetária; ADP = adenosina difosfato; ADR = adrenalina.

Plaquetopatias adquiridas e hereditárias

Hemoglobina	Normal
Leucometria	Normal
INR	Normal
Deficiência de fator	Ausente
Tempo de sangramento	Prolongado (em alguns casos)
Agregação plaquetária	Hipoagregação com ADP (2ª onda), adrenalina (2ª onda) e colágeno; normal com ristocetina
Citologia	Sem alterações específicas

Púrpura trombocitopênica imunológica (PTI)

A PTI é uma doença caracterizada pela produção de autoanticorpos contra as plaquetas, que causam a destruição das mesmas no sistema reticuloendotelial, notadamente no baço, abreviando consideravelmente a sua sobrevida na circulação. Embora a destruição periférica das plaquetas represente o mecanismo predominante, a incapacidade dos megacariócitos na medula óssea em aumentar a trombopoiese contribui para o quadro. Cerca de metade dos casos é de etiologia desconhecida, enquanto a outra parte encontra-se associada a colagenoses e neoplasias, entre outras doenças. Dependendo do tempo de duração, a PTI pode ser classificada em recém-diagnosticada (inferior a três meses), persistente (de três a doze meses) ou crônica (mais de doze meses). As formas agudas, de menor tempo de duração, acometem principalmente crianças, tem início abrupto e, com frequência, são precedidas por quadro infeccioso viral inespecífico. A apresentação na maioria dos casos consiste em manifestações hemorrágicas transitórias em pele e mucosas, e plaquetometrias reduzidas, geralmente abaixo de 20.000/mm³. A doença é autolimitada em cerca de 90% dos casos e os sangramentos graves são raros, mesmo com plaquetopenias acentuadas. A PTI crônica é mais frequente em adultos (principalmente nas mulheres) e o risco de sangramentos é maior, com probabilidade de tratamento com corticosteroides, imunoglobulina intravenosa, análogos da trombopoetina ou esplenectomia, entre outros. Cerca de 80% dos pacientes com PTI apresentam autoanticorpos (principalmente IgG) detectáveis na membrana plaquetária, especificamente contra a glicoproteína IIb-IIIa. A plaquetopenia varia de moderada ou acentuada intensidade, embora sangramentos mais intensos sejam raros com contagens superiores a 20.000/mm³. No hemograma dos pacientes com PTI, além da plaquetopenia, o volume plaquetário médio (VPM) e o PDW encontram-se elevados devido à presença de frequentes macroplaquetas no sangue periférico. O mielograma, quando indicado, revela megacariócitos em número normal ou aumentado.

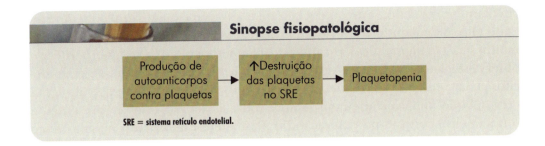

Sinopse fisiopatológica

SRE = sistema retículo endotelial.

Sumário das alterações hematológicas

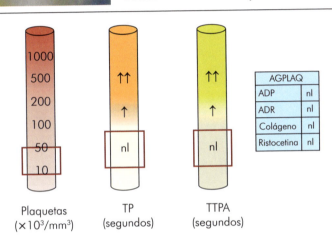

TP = tempo de protrombina; TTPA = tempo de tromboplastina parcial ativada; AGPLAQ = teste de agregação plaquetária; ADP = adenosina difosfato; ADR = adrenalina.

Hemoglobina	Normal
Leucometria	Normal
INR	Normal
Deficiência de fator	Ausente
Tempo de sangramento	Normal ou prolongado (devido à plaquetopenia)
Agregação plaquetária	Normal
Citologia	Presença de macroplaquetas

Púrpura trombocitopênica trombótica (PTT)

A PTT é uma síndrome caracterizada pela presença de anemia hemolítica microangiopática, plaquetopenia, febre, alterações neurológicas e renais. Essa doença é causada pela deficiência da enzima ADAMTS13, que é responsável pela clivagem das macromoléculas do fator de von Willebrand em fragmentos menores. Consequentemente, há aumento da quantidade dos grandes multímeros circulantes desse fator, que potencializam a ativação e a adesão plaquetária ao endotélio, dificultando o trânsito das hemácias dentro dos vasos (anemia hemolítica microangiopática) e causando plaquetopenia. No sangue periférico observa-se plaquetopenia de variável intensidade, além de anemia e poiquilocitose com presença de frequentes esquizócitos. O diagnóstico exige alto grau de suspeição, uma vez que nem sempre todas as alterações estão presentes, e o tratamento consiste na realização de plasmaferese utilizando plasma fresco congelado como fluido de reposição.

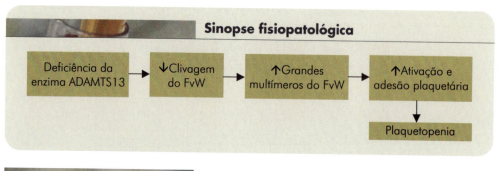

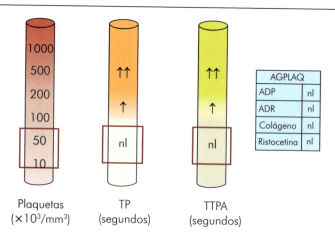

TP = tempo de protrombina; TTPA = tempo de tromboplastina parcial ativada; AGPLAQ = teste de agregação plaquetária; ADP = adenosina difosfato; ADR = adrenalina.

Hemoglobina	Diminuída
Leucometria	Normal
INR	Normal
Deficiência de fator	Ausente
Tempo de sangramento	Normal ou prolongado (devido à plaquetopenia)
Agregação plaquetária	Normal
Citologia	Poiquilocitose com frequentes esquizócitos

Púrpura neonatal aloimune

Esse tipo de púrpura é responsável por cerca de 20% das plaquetopenias observadas em neonatos. O mecanismo inicia-se pela imunização da mãe por aloantígenos plaquetários oriundos do feto (herdados do lado paterno) ou de gestações e transfusões prévias, que provocam a formação de aloanticorpos maternos que cruzam a placenta e se ligam às plaquetas fetais, provocando a sua destruição pelo sistema reticuloendotelial. Trata-se, portanto, de condição análoga à doença hemolítica perinatal, exceto pelo fato das plaquetas serem o alvo principal dos anticorpos, notadamente o antígeno plaquetário HPA-1a, e pela possibilidade da doença se manifestar ainda na primeira gestação. Na maioria dos casos, a plaquetopenia é discreta e os neonatos são assintomáticos. No entanto, nos casos com plaquetopenias acentuadas (< 20.000/mm^3), podem ocorrer complicações hemorrágicas ao nascimento ou algumas horas após o mesmo, sendo a hemorragia intracraniana a mais grave delas. O tratamento é indicado apenas para neonatos com sangramentos ou plaquetopenia < 30.000/mm^3 e consiste em transfusões de plaquetas fenotipadas, preferencialmente negativas para o antígeno envolvido. A maioria dos casos apresenta resolução espontânea dentro de poucas semanas do nascimento.

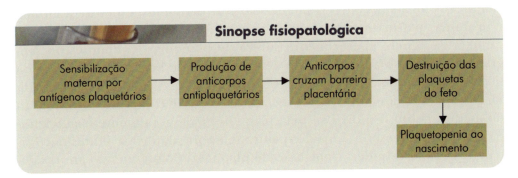

Sinopse fisiopatológica

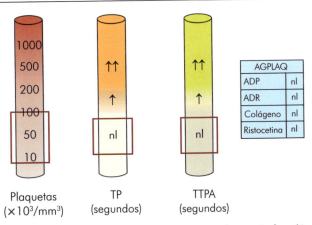

Sumário das alterações hematológicas

TP = tempo de protrombina; TTPA = tempo de tromboplastina parcial ativada; AGPLAQ = teste de agregação plaquetária; ADP = adenosina difosfato; ADR = adrenalina.

Hemoglobina	Normal
Leucometria	Normal
INR	Normal
Deficiência de fator	Ausente
Tempo de sangramento	Normal ou prolongado (devido à plaquetopenia)
Agregação plaquetária	Normal
Citologia	Sem alterações específicas

Plaquetopenia induzida por medicamentos

Vários medicamentos estão associados à ocorrência de plaquetopenia isolada, com destaque para heparina, quinina, sais de ouro, sulfonamidas, tiazidas, rifampicina, penicilina, diazepam, entre outros. Na maioria dos casos, o mecanismo é a produção de anticorpos antiplaquetários contra complexos formados entre a medicação e as plaquetas, ou entre a mesma e proteínas plasmáticas que então aderem à plaqueta. O quadro clínico caracteriza-se pelo aparecimento súbito de petéquias, equimoses ou sangramento mucoso após o uso de determinado medicamento. No caso da heparina, a plaquetopenia ocorre geralmente após 5 a 10 dias da sua utilização e, paradoxalmente, está associada ao risco de trombose. A suspensão do medicamento responsável pela plaquetopenia geralmente é suficiente para a resolução espontânea do quadro, embora alguns pacientes necessitem de corticosteroides, transfusão de plaquetas ou até mesmo anticoagulação alternativa.

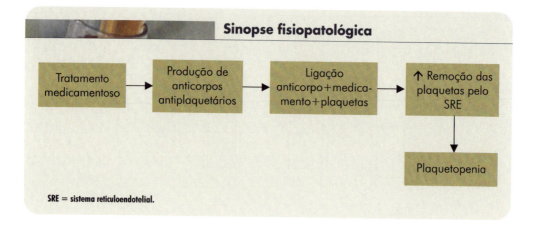

Sumário das alterações hematológicas

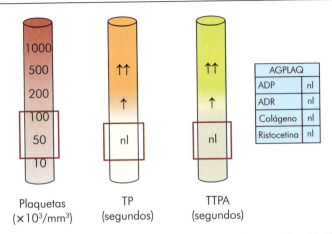

TP = tempo de protrombina; TTPA = tempo de tromboplastina parcial ativada; AGPLAQ = teste de agregação plaquetária; ADP = adenosina difosfato; ADR = adrenalina.

Hemoglobina	Normal
Leucometria	Normal
INR	Normal
Deficiência de fator	Ausente
Tempo de sangramento	Normal ou prolongado (devido à plaquetopenia)
Agregação plaquetária	Normal
Citologia	Sem alterações específicas

Febre hemorrágica por vírus

As febres hemorrágicas são apresentações potencialmente letais de certas infecções virais, como dengue, febre amarela, infecção por arenavírus e hantavírus. Essa doença caracteriza-se por provocar extravasamento de plasma para o terceiro espaço com consequente hemoconcentração (elevação do hematócrito) e coagulopatia resultando em trombocitopenia. No caso da dengue, a febre hemorrágica surge quando pacientes que já foram infectados e encontram-se imunes a um dos quatro sorotipos são infectados por outro sorotipo. Nesse caso, os anticorpos produzidos na primoinfecção se ligam, mas não conseguem neutralizar o novo vírus, criando um complexo imune que é rapidamente reconhecido e internalizado por macrófagos, que então se tornam alvos de células citotóxicas devido à replicação viral no seu interior. Esses macrófagos infectados, que são atacados e destruídos, liberam tromboplastina e mediadores inflamatórios, como o fator de necrose tumoral, que iniciam a coagulação e afetam as células endoteliais, causando plaquetopenia e aumento da permeabilidade vascular. Os fenômenos hemorrágicos, como equimoses cutâneas, epistaxe e gengivorragia, surgem por volta do 2º ou 3º dia de infecção, e podem ser acompanhados de hepatomegalia, dor abdominal, vômitos, hipotensão e choque. O diagnóstico da febre hemorrágica baseia-se na prova do laço positiva, elevação de 20% no hematócrito e plaquetometria < 100.000/mm³.

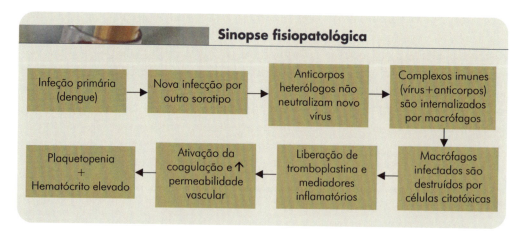

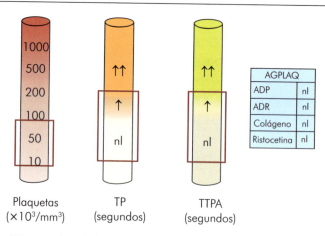

TP = tempo de protrombina; TTPA = tempo de tromboplastina parcial ativada; AGPLAQ = teste de agregação plaquetária; ADP = adenosina difosfato; ADR = adrenalina.

Hemoglobina	Normal (hematócrito aumentado)
Leucometria	Diminuída, normal ou aumentada
INR	Normal ou aumentado
Deficiência de fator	Ausente
Tempo de sangramento	Normal ou prolongado (devido à plaquetopenia)
Agregação plaquetária	Normal
Citologia	Sem alterações específicas nas plaquetas; presença de linfócitos atípicos

Sequestro esplênico

O mecanismo da trombocitopenia induzida pelo baço pode decorrer da fagocitose e destruição de plaquetas lesadas ou sequestro de grande quantidade de plaquetas normais. Vale ressaltar que, em condições normais, o baço retém um terço do *pool* de plaquetas circulantes, que são prontamente mobilizadas de volta à circulação quando há necessidade. Assim, o aumento do volume do baço em determinadas situações pode causar o sequestro de 50% a 90% das plaquetas circulantes. Dentre as condições comumente associadas à esplenomegalia destacam-se a hipertensão portal, malária, esquistossomose, leishmaniose, esferocitose hereditária, hemoglobinopatias, leucemia mieloide crônica, determinados linfomas, mielofibrose, doença de Gaucher, entre outras. O tratamento geralmente é direcionado à doença de base.

Sinopse fisiopatológica

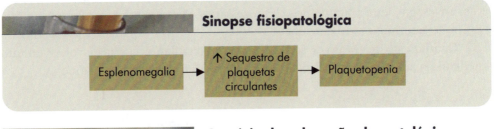

Sumário das alterações hematológicas

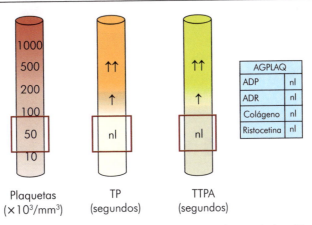

TP = tempo de protrombina; TTPA = tempo de tromboplastina parcial ativada; AGPLAQ = teste de agregação plaquetária; ADP = adenosina difosfato; ADR = adrenalina.

Hemoglobina	Normal ou diminuída
Leucometria	Normal ou diminuída
INR	Normal
Deficiência de fator	Ausente
Tempo de sangramento	Normal ou prolongado (devido à plaquetopenia)
Agregação plaquetária	Normal
Citologia	Sem alterações específicas

Pseudoplaquetopenia

Denomina-se de pseudoplaquetopenia a falsa diminuição da contagem de plaquetas de origem artefatual, devido à formação de agregados plaquetários *in vitro* induzida pelo anticoagulante, notadamente o EDTA. Isso reduz o número de plaquetas livres que podem ser contadas pelos contadores automatizados, ocasionando uma falsa plaquetopenia de variável intensidade. Esse fenômeno é mediado por autoanticorpos, geralmente da classe IgM, dirigidos contra epítopos plaquetários que são expressos na presença do EDTA. A análise citológica do sangue periférico é fundamental nesses casos, pois revela plaquetas frequentemente agrupadas e, por vezes, satelitismo plaquetário (plaquetas dispostas ao redor dos neutrófilos) nos esfregaços obtidos das amostras colhidas com EDTA. Tanto a agregação *in vitro*, quanto o satelitismo, não têm significado clínico, mas as duas detecções são importantes para evitar investigações e tratamentos desnecessários. Nesse contexto, algumas manobras podem ser úteis para elucidação do quadro, como o aquecimento da amostra a 37 °C, utilização de citrato de sódio como anticoagulante, coleta e processamento imediato da amostra sem anticoagulante e contagem manual das plaquetas.

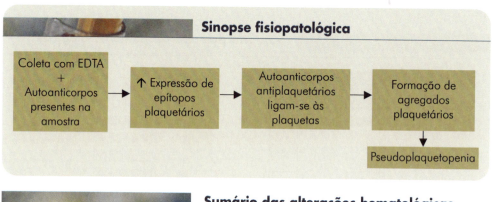

Sinopse fisiopatológica

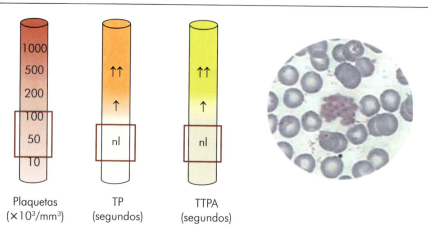

Sumário das alterações hematológicas

TP = tempo de protrombina; TTPA = tempo de tromboplastina parcial ativada.

Hemoglobina	Normal
Leucometria	Normal
INR	Normal
Deficiência de fator	Ausente
Tempo de sangramento	Normal
Agregação plaquetária	Normal
Citologia	Presença de frequentes agregados plaquetários; pode haver disposição das plaquetas ao redor dos neutrófilos (satelitismo)

Trombocitemia essencial

As neoplasias mieloproliferativas frequentemente são acompanhadas de plaquetose, notadamente a Trombocitemia Essencial. Essa neoplasia é mais prevalente em idosos e no sexo feminino, tendo como características clínicas a esplenomegalia e o risco de trombose ou hemorragia, resultantes da disfunção plaquetária que acompanha o quadro. Cerca de metade dos casos apresentam a mutação genética adquirida JAK2, o que auxilia no diagnóstico, que até então se fundamentava principalmente na exclusão de outras patologias e quadros reacionais. O hemograma nessa doença caracteriza-se por plaquetose acentuada, geralmente acima de 1.000.000/mm^3, com presença de plaquetas grandes e agranulares, além de intensa anisocitose plaquetária, refletidas pelos aumentos de VPM e PDW. Por vezes, é possível observar núcleos circulantes de megacariócitos. A análise da medula óssea revela número elevado de megacariócitos, de tamanho aumentado em sua maioria, exibindo hiperlobulação nuclear acentuada e citoplasma maduro. O tratamento, quando necessário, é direcionado à prevenção de trombose e hemorragia, e consiste no uso de antiagregantes e agentes citostáticos como a hidroxiureia.

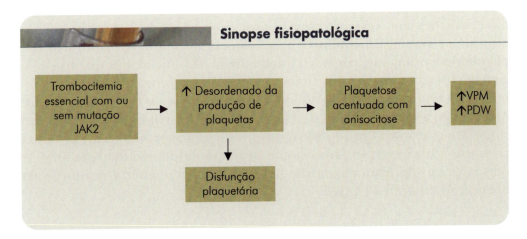

Sumário das alterações hematológicas

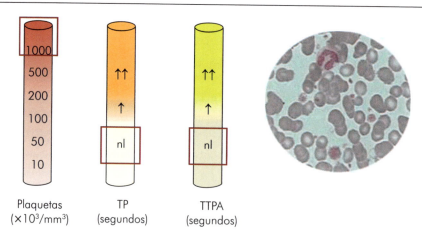

TP = tempo de protrombina; TTPA = tempo de tromboplastina parcial ativada.

Hemoglobina	Normal ou diminuída
Leucometria	Normal ou aumentada
INR	Normal
Deficiência de fator	Ausente
Tempo de sangramento	Normal ou aumentado
Agregação plaquetária	Normal ou alterada
Citologia	Anisocitose plaquetária acentuada com frequentes macroplaquetas, plaquetas gigantes e grumos plaquetários

Plaquetoses reacionais

A elevação reacional do número de plaquetas pode ocorrer em determinadas condições como são os casos de processos infecciosos e inflamatórios, cirurgias e traumas, neoplasias e deficiência de ferro. Ao contrário das plaquetoses primárias, como a Trombocitemia Essencial, nos quadros reacionais a plaquetometria dificilmente ultrapassa a contagem de 1.000.000/mm^3 e os testes de função plaquetária são normais na maioria dos casos. Além disso, a documentação de ferropenia pelo perfil bioquímico do ferro ou a elevação das provas de função inflamatória como VHS, proteína C reativa e fibrinogênio favorecem a hipótese de plaquetose reacional. A normalização da plaquetometria geralmente ocorre com a resolução da doença ou situação de base.

Sinopse fisiopatológica

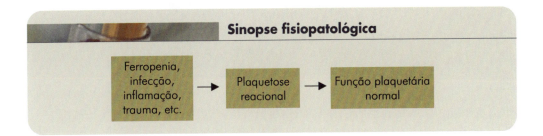

Sumário das alterações hematológicas

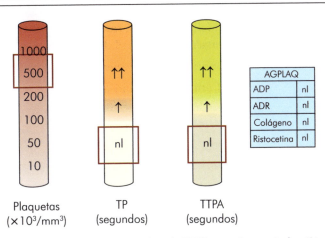

TP = tempo de protrombina; TTPA = tempo de tromboplastina parcial ativada; AGPLAQ = teste de agregação plaquetária; ADP = adenosina difosfato; ADR = adrenalina.

Hemoglobina	Normal ou diminuída (dependendo da doença de base)
Leucometria	Variável (dependendo da doença de base)
INR	Normal
Deficiência de fator	Ausente
Tempo de sangramento	Normal
Agregação plaquetária	Normal
Citologia	Sem alterações específicas

CAPÍTULO 16

Coagulopatias adquiridas e hereditárias

Introdução

A hemostasia secundária ou coagulação propriamente dita é o mecanismo pelo qual os fatores de coagulação plasmáticos, fator tecidual e cálcio, interagem após uma lesão vascular, para formar o coágulo de fibrina. Nesse contexto, as plaquetas fornecem a superfície que abriga o processo da coagulação e interagem com a fibrina para estabilizar o coágulo formado.

Fisiologia da coagulação

A fisiologia da coagulação é um dos exemplos mais explícitos que regem o controle das atividades celulares e do equilíbrio homeostático. No mesmo momento em que ocorre a indução à agregação plaquetária, há também fatores que induzem à antiagregação, em um controle extraordinário que mantém o tampão plaquetário pelo tempo suficiente para dar início à atuação dos fatores procoagulantes e anticoagulantes. Desse modo, a cascata da coagulação é apenas um simbolismo bioquímico, quase unilateral, do que realmente ocorre no organismo.

Cascata da coagulação

Simultaneamente à formação do tampão plaquetário (fase final da hemostasia primária), ocorre ativação dos fatores de coagulação (hemostasia secundária), a qual segue um padrão de cascata e culmina na formação do coágulo, composto de plaquetas e fibrina.

Os fatores da coagulação são proteínas serases (proenzimas) geralmente produzidas pelo fígado que, em condições normais, circulam na forma inativa e com meia-vida variável (Tabela 16.1). Esses fatores integram a cascata da coagulação, que tem sido tradicionalmente dividida em três vias: extrínseca, intrínseca e comum (Figura 16.1). Essa divisão é apenas didática, pois facilita a interpretação dos testes laboratoriais que avaliam a coagulação. Biologicamente, a ativação da cascata da coagulação é um processo dinâmico que envolve plaquetas ativadas, componentes plasmáticos e a participação de fatores de diferentes vias da coagulação.

Tabela 16.1

Denominação, local de síntese e meia-vida dos fatores da coagulação

Fator	Nome	Síntese	Meia-vida
I	Fibrinogênio	Fígado	3 a 5 dias
II	Protrombina	Fígado	~ 72 horas
III	Fator tecidual ou tromboplastina	-	-
IV	Cálcio	-	-
V	Proacelerina	Fígado	15 a 36 horas
VII	Proconvertina	Fígado	4 a 6 horas
VIII	Fator anti-hemofílico A	Fígado*	10 a 12 horas
IX	Fator anti-hemofílico B	Fígado	18 a 40 horas
X	Fator de Stuart	Fígado	24 a 40 horas
XI	Antecedente da tromboplastina	Fígado	40 a 84 horas
XII	Fator de Hageman	Não estabelecido	52 a 60 horas
XIII	Fator estabilizador da fibrina	Fígado/megacariócito	50 a 70 horas

* Pode circular na forma ativa com o fator de von Willebrand, produzido pelas células endoteliais e megacariócitos.
Fonte: Academia de Ciência e Tecnologia (AC&T).

A ativação da cascata da coagulação pode se proceder de duas formas:
- **Via do fator tecidual (FT):** ocorre quando uma lesão vascular expõe o fator tecidual presente nas células lesadas e nos monócitos aderidos ao endotélio danificado, propiciando a sua ligação ao fator VII, formando um complexo ativado 'fator tecidual-fator VII', responsável pela iniciação da via extrínseca da coagulação. Essa é a forma predominante da ativação da coagulação *in vivo*.

- **Via da ativação pelo contato:** ocorre quando o fator XII entra em conato com uma superfície com carga negativa de um vaso lesado ou material estranho, como o vidro, iniciando a fase de contato, que envolve outros fatores como a pré-calicreína, o cininogênio de alto peso molecular e fator XI. Esse é o modelo de iniciação da via intrínseca.

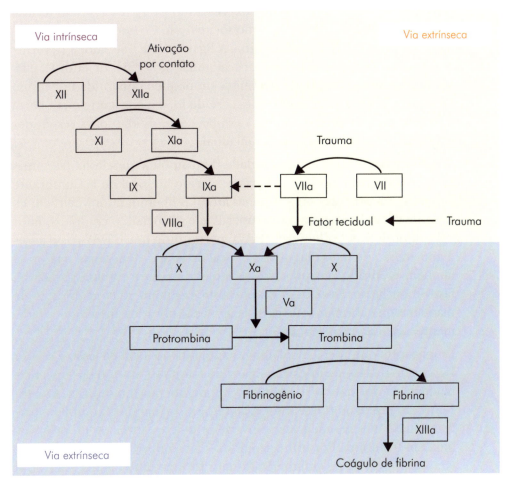

Figura 16.1 – Ilustração da cascata da coagulação com representação de suas vias.
Fonte: Academia de Ciência e Tecnologia (AC&T).

A geração de trombina a partir do seu precursor, a protrombina, representa o evento mais importante da coagulação. A principal função da trombina é mediar a conversão do fibrinogênio em fibrina, que é um importante componente estrutural do coágulo. A trombina ativa também os fatores VIII e V, bem como o seu inibidor, a proteína C, além do fator XIII, que forma pontes que interligam as traves de fibrina.

Modelo da cascata da coagulação com base em superfícies celulares

Este modelo explica de forma biologicamente correta os eventos que compõem a ativação da coagulação *in vivo*, e respalda a observação de que a hemostasia necessita que substâncias procoagulantes ativadas permaneçam localizadas no local da lesão propiciando a formação do tampão plaquetário e do coágulo de fibrina apenas neste local. Nesse contexto, são representadas as seguintes fases:

- **Iniciação:** nesta fase, células que expressam o FT (p. ex.: células teciduais lesadas, células endoteliais e monócitos) são expostas a fatores circulantes como o VII, X e protrombina. A ligação do FT ao fator VII, forma o complexo FT/fator VIIa, que ativa algumas moléculas de fator IX e fator X, levando à geração de trombina em pequena quantidade. Mesmo em condições normais, esta fase ocorre de forma constante e em baixa atividade para manter o sistema vascular de prontidão para responder imediatamente a qualquer lesão tecidual.

- **Amplificação:** a pequena quantidade de trombina gerada na fase anterior ativa as plaquetas que já haviam aderido ao local da lesão durante a hemostasia primária. As plaquetas ativadas liberam fator V, atraem fatores de coagulação para a sua superfície e dissociam o complexo fator VIII/fator de von Willebrand (FvW), permitindo que o FvW passe a mediar a adesão de mais plaquetas ao local da lesão. Além disso, o fator XI também é ativado na superfície plaquetária pela trombina gerada na fase de iniciação. Esses eventos, portanto, resultam na concentração de plaquetas que abrigam fatores de coagulação ativados, iniciando rapidamente a fase de propagação.

- **Propagação:** o número de plaquetas aumenta no local da lesão e o fator IX ativado na fase de iniciação liga-se ao fator VIII ativado na superfície plaquetária, formando o complexo tenase que ativa o fator X. O fator X ativado rapidamente se associa ao fator V formando o complexo protrombinase que, por sua vez, converte grande quantidade de protrombina em trombina. Por fim, a trombina cliva o fibrinogênio em fibrina, cujos monômeros se polimerizam para formar um coágulo solúvel. A trombina então ativa o Fator XIII que se liga aos monômeros de fibrina, estabilizando o coágulo.

Cofatores da coagulação

- **Cálcio:** promove a ligação dos fatores da coagulação (fatores XI e X ativados) ao componente fosfolípide da membrana plaquetária, além de ser necessário em outros pontos da cascata da coagulação.
- **Vitamina K:** promove a carboxilação hepática dos fatores II, VII, IX, X, proteína C e S, tornando-os ativos.

Inibidores da coagulação

- **Proteínas C e S:** são proteínas vitamina K-dependentes produzidas no fígado. A proteína C é ativada pela trombina na presença de trombomodulina, e combina-se com a proteína S para que ambas exerçam sua ação anticoagulante por meio da degradação dos fatores V e VIII ativados. A proteína C ativada também apresenta ação pró-fibrinolítica.
- **Antitrombina III:** é um dos inibidores mais potentes da coagulação, produzido principalmente no fígado, que inativa proteínas serases, notadamente a trombina e os fatores X, IX e XII ativados. A antitrombina III é ativada pela heparina.
- **Inibidor da via do fator tecidual:** limita a principal via de coagulação *in vivo*, inibindo o potencial de ativação do fator tecidual sobre os fatores VII e X ativados. É produzido principalmente pelas células endoteliais.

Fibrinólise

A fase final da hemostasia consiste na reorganização e absorção do coágulo por meio de um processo denominado por fibrinólise. Esse processo é conduzido essencialmente pela plasmina, uma enzima que degrada a fibrina (ou o fibrinogênio), produzindo produtos de degradação da mesma (PDF). A plasmina é produzida a partir do plasminogênio liberado pelas células endoteliais, e essa reação é catalisada principalmente pelo ativador do plasminogênio tecidual e pela uroquinase.

A Figura 16.2 ilustra o equilíbrio entre a formação e a degradação da fibrina.

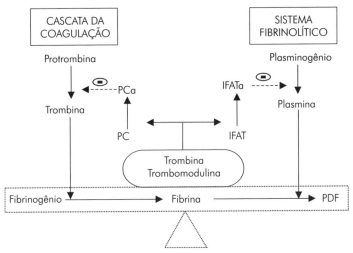

Figura 16.2 – Equilíbrio entre a formação e a degradação da fibrina. A cascata da coagulação promove a produção de trombina, que catalisa a conversão de fibrinogênio em fibrina. O sistema fibrinolítico gera a plasmina, que catalisa a solubilização da fibrina. O complexo trombina/trombomodulina reduz a produção de trombina por meio da ativação da proteína C e também suprime a fibrinólise por meio da produção de IFATa.

PC = proteína C; PCa = proteína C ativada; IFAT = inibidor da fibrinólise ativada pela trombina; IFATa = forma ativada do inibidor da fibrinólise ativada pela trombina; PDF = produtos de degradação da fibrina.
Fonte: Nesheim M. Thrombin and fibrinolysis. Chest. 2003;124:33S-39S.

Avaliação laboratorial

A integridade do funcionamento das diferentes vias da coagulação é tradicionalmente avaliada por meio dos tempos de protrombina (TP) e tromboplastina parcial ativada (TTPA). O tempo de coagulação é um teste robusto e consideravelmente menos específico que o TP e o TTPA, sendo pouco utilizado na prática clínica por essa razão.

Tempo de protrombina (TP): avalia o tempo de formação do coágulo a partir da adição de fator tecidual (ou tromboplastina) e cálcio ao plasma do paciente (amostra colhida com citrato de sódio). Esta reação se inicia pela ativação do fator VII, razão pela qual o teste é útil na avaliação das vias extrínseca e comum da coagulação. O resultado é expresso em tempo (normal: 10-14 segundos), atividade da protrombina (normal: 70-100%), relação paciente/controle (até 1,25) e INR (normal: 0,9-1,25). O INR (*international normalizated ratio*) foi criado para padronizar em escala mundial os resultados de TP obtidos a partir da utilização de diferentes tipos de fator tecidual. Para tanto, no cálculo do INR, utiliza-se um índice corretor (ISI – índice de sensibilidade internacional) fornecido por cada fabricante de fator tecidual: INR = (TP paciente/TP normal)^{ISI}. O INR é utilizado preferencialmente no controle de anticoagulação oral com cumarínicos.

Tempo de tromboplastina parcial ativada (TTPA): avalia o tempo de coagulação do plasma na presença de grande quantidade do fosfolipídeo cefalina e de um ativador de contato (caolin, sílica ou ácido elágico). Esse teste avalia o funcionamento das vias intrínseca e comum, o que engloba todos os fatores da coagulação, exceto o FVII e XIII. Os resultados são expressos em tempo (normal: 25-45 segundos) e relação TTPA paciente/TTPA controle (normal até 1,25).

A Tabela 16.2 ilustra as principais situações que alteram os tempos da coagulação.

Os prolongamentos do TP ou TTPA podem ser potencialmente patológicos e devem ser investigados. A grande variedade de possibilidades diagnósticas associadas a tais alterações pode ser resumida consideravelmente com uma anamnese detalhada (incluindo detalhamento dos episódios hemorrágicos, comorbidades presentes e medicações em uso), exame físico minucioso e a repetição dos tempos de coagulação misturando plasma do paciente (50%) com plasma normal (50%). O TP ou TTPA com adição de plasma normal é um excelente método de triagem, uma vez que a correção do tempo com a adição do plasma normal pode significar deficiência de fator no plasma do paciente, ao passo que a manutenção da alteração do tempo indica possivelmente a presença de um inibidor (ex.: anticoagulante lúpico, heparina, anticorpo anti-FVIII, entre outros).

O encurtamento dos tempos de coagulação pode indicar maior risco de trombose ou sangramento, CIVD ou coleta inapropriada, entre outras situações. Vale também ressaltar que valores de atividade da protrombina acima de 100% não têm significado patológico.

Tabela 16.2

Principais condições hereditárias e adquiridas que prolongam o TP e/ou TTPA

	Condições	TP	TTPA
Hereditárias	Deficiência de FVII	↑	Normal
	Hemofilia A	Normal	↑
	Hemofilia B	Normal	↑
	Deficiência de FXI e FXII	Normal	↑
	Deficiência de FV	↑	↑
	Deficiência de FX	↑	↑
Adquiridas	Anticoagulante oral (varfarina)	↑	Normal ou ↑
	Heparina	Normal ou ↑	↑
	Hepatopatia	↑	Normal ou ↑
	Deficiência de vitamina K	↑	Normal
	CIVD	↑	↑
	Transfusão maciça	↑	↑

Fonte: Academia de Ciência e Tecnologia (AC&T).

Além do TP e TTPA, outros testes podem ser utilizados na avaliação da hemostasia secundária, embora com menor frequência:

Tempo de trombina (TT): este teste "pula" a etapa de participação dos fatores de coagulação e mede a conversão de fibrinogênio em fibrina pela adição de trombina ao plasma. O TT é sensível à presença de heparina e inibidores diretos da trombina, e é comumente utilizado na investigação de alterações quantitativas e qualitativas do fibrinogênio.

Teste de geração de trombina (TGT): este teste é baseado na monitoração da clivagem de um substrato sintético fluorogênico pela trombina. Diferentemente do TP e do TTPA, que avaliam apenas a fase de iniciação, o TGT permite uma análise global do funcionamento da hemostasia, mensurando a formação da trombina durante todo o processo de coagulação incluindo as fases de iniciação, propagação e inibição. Este teste é indicado para avaliação do risco de sangramento ou trombose, e para manejo de anticoagulação.

Fibrinogênio: teste que estima a concentração plasmática do fibrinogênio. O TT se equivale à dosagem do fibrinogênio pelo método de Clauss. O fibrinogênio é uma proteína de fase aguda da inflamação, e sua concentração pode estar elevada nos processos inflamatórios agudos ou crônicos.

Produtos de degradação da fibrina (PDF): utilizado para avaliar a presença de fibrinólise ou fibrinogenólise.

Dímeros-D: são fragmentos resultantes da lise da fibrina estabilizada. Os métodos para análise dos dímeros-D podem ser qualitativos, semiquantitativos ou quantitativos (p. ex.: ELISA). É frequentemente utilizado na suspeita de tromboembolismo venoso, em que um resultado negativo praticamente descarta esta possibilidade. Por outro lado, um resultado positivo não é específico de trombose e pode estar associado a outras situações, notadamente estados inflamatórios.

Fator anti-X ativado (anti-Xa): avalia a atividade anticoagulante de medicações que inibem o fator Xa, tais como heparina, heparina de baixo peso molecular, fondaparinux ou inibidores diretos do fator Xa (rivaroxabana, apixabana). Nesse teste, uma quantidade conhecida de fator Xa é adicionada ao plasma contendo o anticoagulante em uso, propiciando a formação de um complexo entre o fator Xa e a droga. A estimativa da atividade antifator Xa da droga é baseada na quantidade de fator Xa livre, que não se ligou à droga.

Hemofilia A

A hemofilia A é uma doença genética, com incidência de 1 caso para 10 mil pessoas, que se caracteriza pela deficiência do FVIII. Pelo fato de ser ligada ao cromossomo X, manifesta-se quase exclusivamente no sexo masculino, embora mulheres possam ser afetadas pela herança de dois cromossomos X afetados ou pelo fenômeno da lionização, quando o mesmo inativa o cromossomo X normal, mantendo o outro (afetado) ativo. Vale ressaltar que nem sempre a doença é herdada, uma vez que mutações espontâneas são responsáveis por 30% dos casos. A grande variedade de mutações descritas nessa doença determina a intensidade da diminuição da concentração do FVIII e possibilita a classificação da hemofilia em severa (FVIII < 1%), moderada (FVIII entre 1% e 4%) e leve (FVIII entre 5% e 30%). Fenômenos hemorrágicos espontâneos são frequentes nos casos graves, iniciando-se ainda no primeiro ano de vida e acometendo principalmente articulações e músculos, mas pode ocorrer também em mucosas e, com maior risco de mortalidade, no sistema nervoso central. Na hemofilia, o sangramento que ocorre após um ferimento se caracteriza por uma parada inicial, uma vez que a hemostasia primária encontra-se preservada, mas após algum tempo o mesmo retorna de forma abundante e de difícil controle. O estudo da coagulação revela TP normal e TTPA alongado, que é corrigido pela adição de plasma normal. Não há alteração no número ou função das plaquetas, o que ajuda no diagnóstico diferencial com doença de von Willebrand. O diagnóstico é geralmente confirmado pela dosagem do FVIII. Embora não haja cura para a hemofilia A, a doença pode ser controlada pela infusão do fator deficiente liofilizado ou recombinante, conforme a necessidade do paciente ou de forma profilática.

Sinopse fisiopatológica

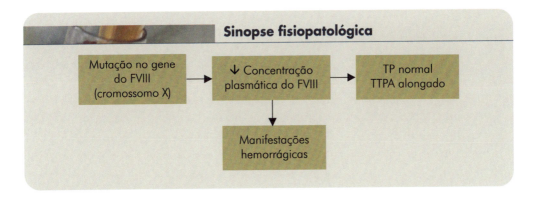

Sumário das alterações hematológicas

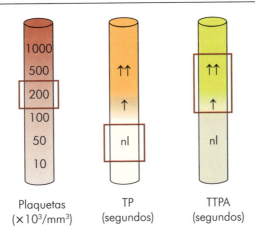

TP = tempo de protrombina; TTPA = tempo de tromboplastina parcial ativada.

Hemoglobina	Normal
Leucometria	Normal
INR	Normal
Fator deficiente	Fator VIII
TTPA com adição de plasma normal	Corrige alteração

Hemofilia B

A hemofilia B é uma doença genética ligada ao cromossomo X, com incidência de um caso a cada 60 mil indivíduos, e caracterizada pela deficiência do FIX. Assim como na hemofilia A, a doença afeta principalmente o sexo masculino, os fenômenos hemorrágicos são mais frequentes nos casos graves e o coagulograma revela TP normal e TTPA alongado, com correção após adição de plasma normal. A dosagem do FIX confirma o diagnóstico e o tratamento das complicações consiste na infusão de concentrado de FIX.

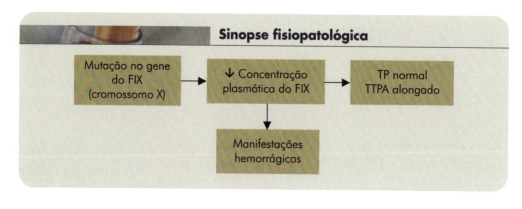

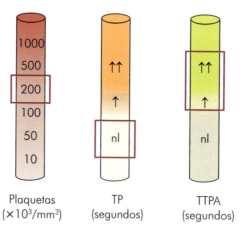

TP = tempo de protrombina; TTPA = tempo de tromboplastina parcial ativada.

Hemoglobina	Normal
Leucometria	Normal
INR	Normal
Fator deficiente	Fator IX
TTPA com adição de plasma normal	Corrige alteração

Deficiência de vitamina K

A ingestão de verduras e a flora bacteriana intestinal são as principais fontes de vitamina K. Após a absorção, essa vitamina é armazenada no fígado onde atua como cofator da gamacarboxilação que ativa os fatores II, VII, IX, X, proteína C e S da coagulação. A deficiência de vitamina K pode ocorrer em desnutridos graves, pacientes de UTI em uso de antibióticos de amplo espectro (que reduzem a flora intestinal), doença do trato biliar (icterícia obstrutiva) ou má absorção intestinal. Clinicamente, observa-se tendência a sangramentos profusos e os testes da coagulação revelam TP prolongado com TTPA normal. O prolongamento do TP se deve ao fato desse teste ser muito sensível à redução dos fatores vitamina K dependentes, principalmente o fator VII, que apresenta meia-vida mais curta. Pelo fato da vitamina K ter passagem reduzida pela placenta e leite materno, os recém-nascidos constituem um grupo de risco para deficiência desse elemento e, por essa razão, recebem rotineiramente injeção profilática de vitamina K ao nascimento.

Sinopse fisiopatológica

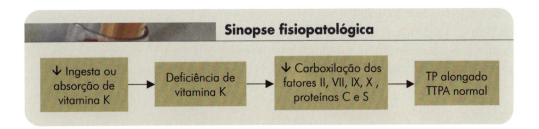

Sumário das alterações hematológicas

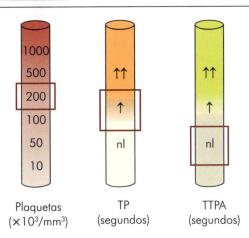

TP = tempo de protrombina; TTPA = tempo de tromboplastina parcial ativada.

Hemoglobina	Normal
Leucometria	Normal
INR	Elevado
Fatores deficientes	Vários
TP com adição de plasma normal	Corrige alteração

Hepatopatias

A lesão do parênquima hepático decorrente de cirrose, hepatites, infiltração neoplásica, entre outras, é causa frequente de distúrbios variados na hemostasia. Isso ocorre porque o fígado produz quase todos os fatores da coagulação, bem como os inibidores da mesma e as proteínas do sistema fibrinolítico. Assim, as hepatopatias avançadas podem causar a diminuição da atividade pró-coagulante pela redução da síntese de fatores da coagulação, notadamente os dependentes da vitamina K. Por outro lado, pode haver também aumento do risco de trombose e CIVD pela redução da concentração das proteínas C e S, das proteínas do sistema fibrinolítico e por disfibrinogenemia. O estudo da coagulação revela alongamento do TP e do TTPA, além de plaquetopenia e disfunção plaquetária. Nesse contexto, a alteração do TP é a mais comum, tornando este teste útil na avaliação da função hepática, juntamente com a dosagem de albumina. O tratamento específico dessa coagulopatia inclui transfusões de plasma fresco congelado e, por vezes, de crioprecipitado e plaquetas, além de infusão de vitamina K.

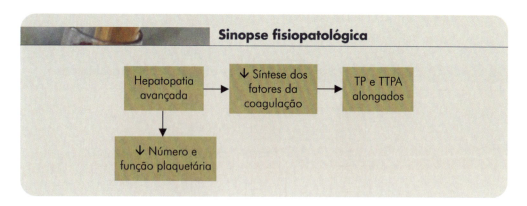

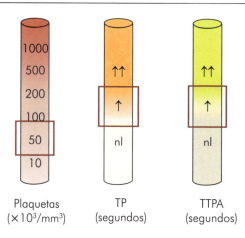

TP = tempo de protrombina; TTPA = tempo de tromboplastina parcial ativada.

Hemoglobina	Normal
Leucometria	Normal
INR	Elevado
Fatores deficientes	Vários
TP e TTPA com adição de plasma normal	Corrige alteração

Coagulação intravascular disseminada (CIVD)

A CIVD geralmente é iniciada pela exposição do sangue ao fator tecidual liberado por tecidos lesados (p. ex.: queimaduras, cirurgias, lesões por esmagamento), células neoplásicas ou endotélio danificado (p. ex.: toxinas bacterianas, choque, acidose, infecções generalizadas). Essa situação estimula a produção de trombina, que catalisa tanto a formação e depósito de fibrina na circulação, quanto a degradação da mesma, notadamente pela ação da plasmina. Dessa forma, há ativação conjunta da cascata da coagulação e do sistema fibrinolítico, que pode resultar em sangramento (pelo consumo dos fatores da coagulação), trombose ou necrose tissular hemorrágica, dependendo do mecanismo predominante. Quadros propensos a hemorragias são característicos na CIVD causada, por exemplo, pela leucemia promielocítica aguda e por complicações obstétricas, ao passo que as manifestações de trombose e a falência orgânica são mais frequentes na CVID associada à sepse. Nos casos de CIVD de baixa atividade, geralmente de instalação crônica, o consumo dos fatores da coagulação é compensado pela produção hepática, minimizando a intensidade dos sintomas e das alterações laboratoriais. Por outro lado, nos casos de CIVD com manifestação plena, a coagulopatia, representada pelo alongamento do TP e do TTPA, resulta do consumo excessivo dos fatores de coagulação pelos trombos formados, em uma intensidade que a produção hepática não consegue compensar. Já o incremento da atividade fibrinolítica é refletido laboratorialmente pelo aumento da degradação da fibrina e dos dímeros-D. Além disso, observam-se também plaquetopenia, hipofibrinogenemia e prolongamento do tempo de trombina. Pode haver anemia decorrente da hemorragia e de hemólise (anemia microangiopática), com presença de esquizócitos. O tratamento deve ser focado na doença de base, embora seja comum a utilização de concentrado de plaquetas, plasma fresco congelado (como fonte de fatores da coagulação) e crioprecipitado (como fonte de fibrinogênio).

Sinopse fisiopatológica

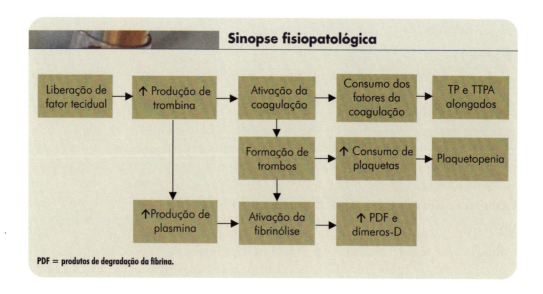

PDF = produtos de degradação da fibrina.

Sumário das alterações hematológicas

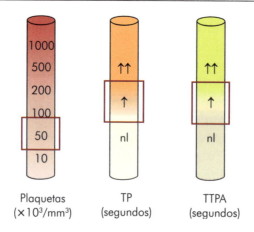

Plaquetas (×10³/mm³)   TP (segundos)   TTPA (segundos)

TP = tempo de protrombina; TTPA = tempo de tromboplastina parcial ativada.

Hemoglobina	Normal ou diminuída (hemorragia e hemólise)
Leucometria	Normal
INR	Elevado
Fatores deficientes	Vários (por consumo)
TP e TTPA com adição de plasma normal	Corrige alteração
Produtos de degradação da fibrina	Aumentados
Dímeros-D	Aumentados

Anticoagulação parenteral (heparina)

A heparina é o anticoagulante parenteral mais utilizado na prática clínica, cujas propriedades são também utilizadas em materiais para coletas de sangue, acessos venosos permanentes, etc. O mecanismo de anticoagulação da heparina consiste na ativação da antitrombina, a qual inativa irreversivelmente a protrombina e os fatores Xa, IXa e XIa da coagulação. Na prática, são utilizadas duas apresentações de heparina: não fracionada e de baixo peso molecular. A heparina não fracionada é geralmente utilizada por via intravenosa para tratar eventos trombóticos já estabelecidos, como a trombose venosa profunda, até que se obtenha resposta com o anticoagulante oral. Uma vez que a resposta a este tratamento varia em função de ligações não específicas entre a droga e proteínas celulares e plasmáticas, há necessidade de se monitorar o efeito anticoagulante por meio do TTPA, cujo nível terapêutico é obtido quando a relação TTPA paciente/TTPA controle situa-se entre 1,5 e 2,5. Devido à meia-vida curta da heparina não fracionada (cerca de três horas), a suspensão da droga é geralmente suficiente para reverter a superdosagem, embora seu antídoto (sulfato de protamina) possa ser necessário em situações emergenciais. Como boa eficácia, melhor perfil de segurança e administração por via subcutânea, a heparina de baixo peso molecular tem sido utilizada com maior frequência no tratamento e, principalmente, na profilaxia de eventos trombóticos. Essa opção terapêutica diferencia-se pela maior inativação no fator Xa e menor efeito sobre a protrombina, o que torna a resposta mais previsível, dispensando a necessidade de monitorização laboratorial e permitindo o tratamento em nível ambulatorial. Ocasionalmente, quando a monitorização laboratorial se faz necessária para esta medicação, utiliza-se a dosagem do fator anti-Xa.

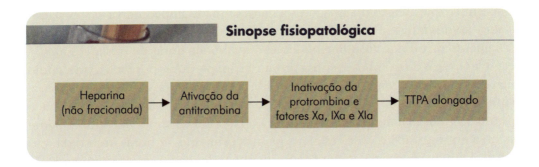

Sumário das alterações hematológicas

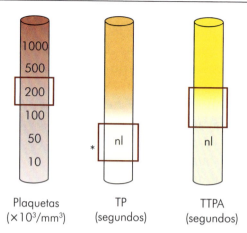

* O TP pode se alongar em caso de superdosagem.
TP = tempo de protrombina; TTPA = tempo de tromboplastina parcial ativada.

Hemoglobina	Normal
Leucometria	Normal
INR	Normal ou elevado (em caso de superdosagem)
Fatores deficientes	Vários (por inibição)
TTPA com adição de plasma normal	Não corrige alteração

Anticoagulação oral (varfarina)

O anticoagulante oral mais utilizado na prática clínica é a varfarina, um derivado cumarínico que atua como antagonista da vitamina K, impedindo a carboxilação e ativação dos fatores II, VII, IX e X da coagulação. A varfarina está indicada no tratamento de eventos tromboembólicos, o qual pode durar de três a seis meses, como nos casos de trombose venosa profunda, ou perdurar por toda a vida, como nos episódios recorrentes de trombose, fibrilação atrial, prótese valvar cardíaca, entre outras indicações. Há necessidade de monitorização da anticoagulação e o parâmetro mundialmente adotado é o INR, cujo índice terapêutico usualmente se situa entre 2,0 e 3,5. Vale ressaltar que nas primeiras 72 horas do uso da varfarina, há inibição das proteínas C e S – também dependentes da vitamina K – e consequente risco de trombose nesse período. No caso de superdosagem de varfarina, a reversão do efeito anticoagulante pode ser obtida pela infusão de vitamina K e, nos casos emergenciais, de complexo protrombínico ou plasma fresco congelado. Assim, é aconselhável iniciar a anticoagulação com uso simultâneo de heparina e varfarina e, na sequência, considerar a suspensão da primeira quando o INR estiver no valor desejável.

Sinopse fisiopatológica

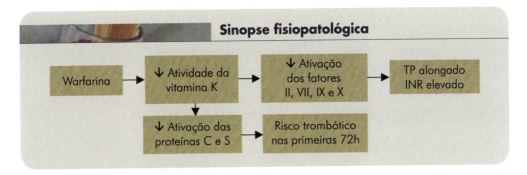

Sumário das alterações hematológicas

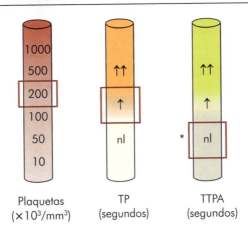

* O TTPA pode se alongar em caso de superdosagem.
TP = tempo de protrombina; TTPA = tempo de tromboplastina parcial ativada.

Hemoglobina	Normal
Leucometria	Normal
INR	Elevado
Fatores deficientes	Vários (por inativação)
TP com adição de plasma normal	Corrige alteração

Novos anticoagulantes orais

São considerados inibidores "diretos" pois, ao contrário das heparinas, não precisam da antitrombina para exercerem seu efeito inibitório. Nesse grupo, destacam-se os inibidores diretos da trombina (p. ex.: dabigatrana) e inibidores diretos do fator Xa (p. ex.: rivaroxabana, apixabana e edoxabana), comumente utilizados na prevenção de acidente vascular encefálico em pacientes portadores de fibrilação atrial e profilaxia de trombose em situações de risco, como cirurgias ortopédicas. Cada vez mais, esta classe de medicamentos vem sendo utilizada também para o tratamento da trombose. Uma das principais vantagens do uso dos inibidores diretos é o fato de não necessitarem de monitorização laboratorial. Caso seja realizado o coagulograma, observa-se alterações variáveis no TP e TTPa, por conta da inibição da trombina ou do fator Xa. Essas drogas têm meia-vida de 10 a 15 horas, e a sua desvantagem em relação aos outros anticoagulantes, é a dificuldade de acesso aos seus antídotos em situações de superdosagem ou sangramento.

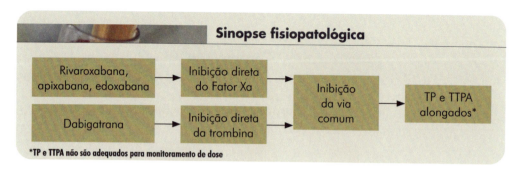

*TP e TTPA não são adequados para monitoramento de dose

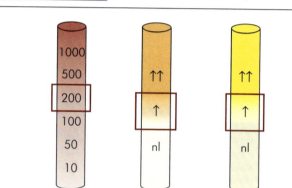

TP = tempo de protrombina; TTPA = tempo de tromboplastina parcialmente ativada.

Hemoglobina	Normal
Leucometria	Normal
INR	Normal ou elevado
Fatores deficientes	Trombina ou fator Xa (por inativação)
TP ou TTPA com adição de plasma normal	Corrige alteração

Alterações hereditárias do fibrinogênio

A deficiência congênita de fibrinogênio pode ser classificada em tipo I ou quantitativa (afibrinogenemia ou hipofibrinogenemia), em que a concentração diminuída do fibrinogênio representa o defeito predominante, e tipo II ou qualitativa (disfibrinogenemia, hipodisfibrinogenemia), caracterizada principalmente por anormalidades funcionais do fibrinogênio. A afibrinogenemia é geralmente diagnosticada no recém-nascido devido ao sangramento abusivo do cordão umbilical. A hipofibrinogenemia está associada a menos episódios hemorrágicos, podendo passar desapercebida até que ocorra um trauma ou cirurgia. As disfibrinogenemias são geralmente diagnosticadas na idade adulta. O TP e o TTPA normalmente estão prolongados nos casos de afibrinogenemia e podem também estar prolongados na hipofibrinogenemia e disfibrinogenemia. No entanto, esses testes são pouco sensíveis na detecção das anormalidades discretas quantitativas ou funcionais do fibrinogênio. Dentre os testes de triagem, o tempo de trombina (TT) é mais sensível para anormalidades do fibrinogênio, mas não é específico pois pode prolongar-se também em outras situações. A dosagem de fibrinogênio é indicada na investigação desses casos e pode ser realizada por meio de teste funcional (p. ex.: método de Clauss) ou quantitativo (imunoensaios). Nas afibrinogenemias e hipofibrinogenemias ambos os testes mostram-se alterados, ao passo que nas disfibrinogenemias pode ocorrer discrepância com resultados normais no teste quantitativo e alterados no teste funcional.

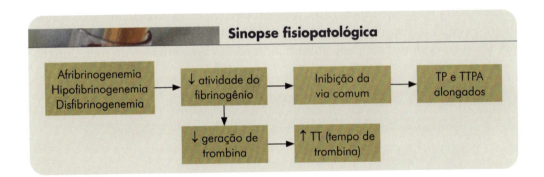

Sinopse fisiopatológica

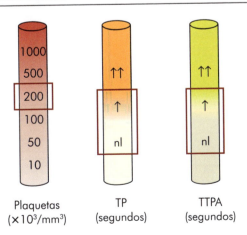

Sumário das alterações hematológicas

TP = tempo de protrombina; TTPA = tempo de tromboplastina parcialmente ativada.

Hemoglobina	Normal
Leucometria	Normal
INR	Normal ou elevado
Fatores deficientes	Fibrinogênio (deficiência quantitativa ou funcional)
TP ou TTPA com adição de plasma normal	Corrige alteração

Transfusão maciça

Denomina-se por transfusão maciça a realização de transfusões de concentrados de hemácias em volume correspondente (ou superior) a uma volemia do paciente em menos de 24 horas. Nessas condições, a coagulopatia resulta do efeito dilucional que o volume reposto exerce sobre os fatores de coagulação e plaquetas do paciente. Os indícios laboratoriais dessa complicação são os alongamentos do TP e do TTPA, plaquetopenia e diminuição da concentração do fibrinogênio. Nessa situação, geralmente não há elevação dos produtos da degradação da fibrina, exceto quando ocorre CIVD de forma concomitante. Outras complicações associadas à transfusão maciça são hipotermia, hipo ou hipercalemia, toxicidade pelo citrato, infecção e CIVD. Esta última também pode resultar da liberação de fator tecidual por lesão ou isquemia tecidual, culminando com o agravamento da coagulopatia.

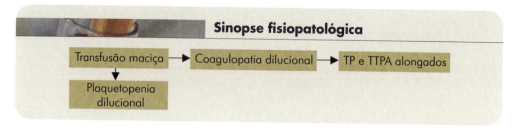

Sinopse fisiopatológica

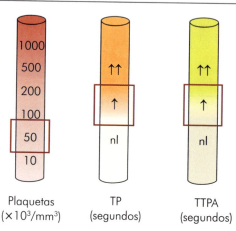

Sumário das alterações hematológicas

TP = tempo de protrombina; TTPA = tempo de tromboplastina parcial ativada.

Doenças Que Alteram os Exames Hematológicos

Hemoglobina	Diminuída (hemorragia)
Leucometria	Normal
INR	Elevado
Fatores deficientes	Vários (por diluição)
TP e TTPA com adição de plasma normal	Corrige alteração
Produtos de degradação da fibrina	Aumentados (se CIVD concomitante)
Dímeros-D	Aumentados (se CIVD concomitante)

CAPÍTULO 17

COVID-19

Introdução

A COVID-19 é uma doença causada pelo novo coronavírus (SARS-CoV2), um vírus respiratório responsável por uma pandemia global que impactou profundamente os sistemas de saúde, tanto no âmbito terapêutico quanto nos serviços de diagnóstico. A história natural dessa doença se inicia pela fase de replicação viral no trato respiratório, que normalmente dura de 5 a 7 dias, e caracteriza-se clinicamente pela presença de febre e perda do olfato e do paladar, muitas vezes acompanhados de tosse, cefaleia, coriza e diarreia. Após essa fase, alguns pacientes evoluem para uma segunda fase, caracterizada do ponto de vista fisiopatológico por uma "tempestade" de citocinas, liberadas pelas células infectadas pelo vírus e pelas das células ativadas do sistema imune do paciente, que deflagra um intenso processo inflamatório, notadamente nos pulmões. É nessa fase que normalmente aumentam os extravasamentos de líquido para dentro dos alvéolos, muitas vezes já presentes desde a fase inicial, determinando o aspecto em vidro fosco dos infiltrados pulmonares observados na tomografia computadorizada de tórax. Clinicamente, este é o momento do aparecimento da dispneia, que pode se agravar posteriormente com hipóxia e instalação da síndrome respiratória aguda grave (SARS) com necessidade de intubação orotraqueal e risco de choque séptico com disfunção de múltiplos órgãos (Figura 17.1).

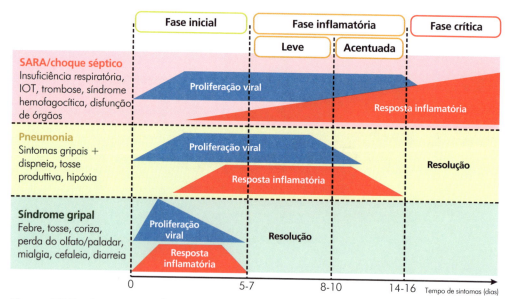

Figura 17.1 – Fases, eventos clínicos e possíveis desfechos associados a COVID-19. SARA – síndrome da angustia respiratória do adulto; IOT – intubação orotraqueal.

Fonte: Adaptada de Bordallo B et al. Severe COVID-19: what have we learned with the immunopathogenesis? Adv Rheumatol 2020;60:50).

Um dos aspectos mais intrigantes da COVID-19 é a heterogeneidade de sua apresentação e evolução clínica, com muitos pacientes apresentado poucos sintomas e resolução rápida do quadro, ao passo que outros cursam com piora progressiva dos sintomas respiratórios, por vezes acompanhada de complicações sistêmicas, que podem levar à falência de múltiplos órgãos. Esta variedade de apresentações provavelmente está relacionada à natureza da resposta imune ao vírus e ao processo inflamatório subsequente, que pode seguir vias de ativação imunológica e de mediação inflamatória diferentes em cada indivíduo (Figura 17.2).

A elevada frequência de fenômenos tromboembólicos em pacientes com COVID-19, bem como o benefício clínico obtido pelo tratamento com heparina, confirmam a evidente relação entre a doença e a ativação da hemostasia. Normalmente, a ativação da hemostasia com risco de trombose torna-se alarmante a partir da fase inflamatória da doença. Em termos fisiopatológicos, dois eventos contribuem substancialmente para deflagrar a coagulação: (1) a inflamação do endotélio (endotelite) provocada pela ação direta do vírus ou por citocinas inflamatórias associadas ao mesmo, e (2) ativação dos monócitos por citocinas, moléculas associados a patógenos (PAMPs) e moléculas liberadas por danos teciduais (DAMPs). Ambos os eventos levam à ativação da coagulação pela via do fator tecidual, que passa a ser expresso pelas células endoteliais e pelos monócitos ativados que se aderem ao endotélio, atraídos pela expressão de moléculas de adesão no mesmo. A ativação da via extrínseca da coagulação leva ao depósito

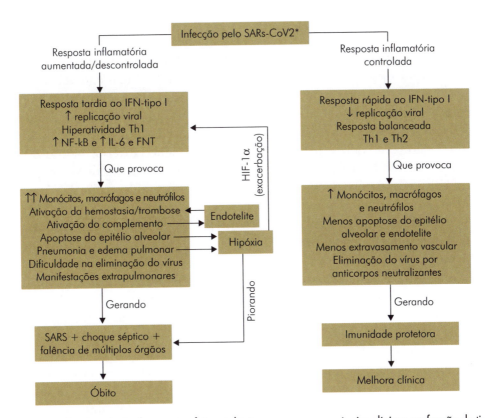

Figura 17.2 – Sequência dos eventos fisiopatológicos e suas consequências clínicas em função do tipo de resposta inflamatória nos pacientes com COVID-19.

*O vírus adentra as células infectadas por meio do receptor da enzima conversora da angiotensina 2.
IFN = interferon; IL = interleucina; FNT = fator de necrose tumoral; HIF = fato induzido pela hipóxia.

de fibrina, que é incrementado pela subsequente ativação da via intrínseca da coagulação pelo contato do sangue com uma rede de filamentos extracelulares de DNA (neutrophil extracellular traps; NETs), exteriorizadas por neutrófilos ativados que também se aderem ao endotélio inflamado (Figura 17.3).

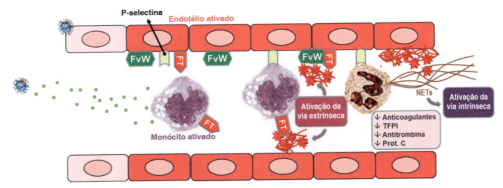

Figura 17.3 – Interação entre monócitos, neutrófilos e células endoteliais ativadas pela inflamação no processo de trombogênese associado a COVID-19.

FvW – Fator de von Willebrand; FT- fator tecidual; TFPI – inibidor da via do fator tecidual.

COVID-19 – Fase inflamatória

O processo inflamatório associado a COVID-19 deflagra a coagulação pelas vias extrínseca (por meio da expressão do fator tecidual nas células endoteliais e monócitos) e intrínseca (por meio do contato com os filamentos de DNA - NETs - dos neutrófilos), promovendo formação e depósito de fibrina no endotélio. Além dos fatores de coagulação, as plaquetas também são ativadas por diferentes vias, tais como contato com NETs e histonas do material genético exteriorizado dos neutrófilos, ligação ao fator de von Willlebrand, que encontra-se expresso em grande quantidade no endotélio, e ativação por proteínas do complemento. As plaquetas ativadas, por sua vez, liberam vesículas plaquetárias extracelulares contendo grande quantidade de citocinas inflamatórias, perpetuando o processo inflamatório. Dessa forma, a inflamação do endotélio parecer ser o principal fator promotor do ambiente pró-trombótico que se instala nesta doença. Este risco trombótico eleva-se ainda mais por conta da inativação promovida pelo processo inflamatório de anticoagulantes naturais como o fator inibidor da via do fator tecidual, a antitrombina e a proteína C. Vale ressaltar que pacientes com COVID-19 raramente progridem para CIVD franca e as manifestações hemorrágicas são incomuns. Ao contrário da CIVD, a elevação do TP e do TTPA na COVID-19 é geralmente de discreta intensidade e pode estar relacionada ao consumo dos fatores da coagulação ou, eventualmente, decorrer da presença de inibidores da coagulação como anticorpos antifosfolípides, que se formam em alguns casos. O D-dímero encontra-se frequentemente elevado na fase inflamatória e crítica, podendo indicar tanto o aumento da atividade fibrinolítica em decorrência da formação de microtrombos quanto a exacerbação do processo inflamatório, razão pela qual vem sendo utilizado como importante marcador prognóstico nesta doença. A concentração do fibrinogênio frequentemente encontra-se elevada em pacientes com COVID, contrastando com os valores diminuídos normalmente observados na CVID clássica. A plaquetopenia, quando ocorre, tende a ser de discreta a moderada intensidade.

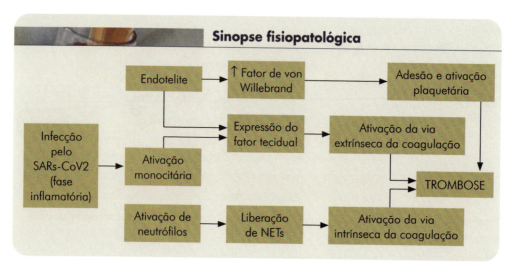

Sumário das alterações hematológicas

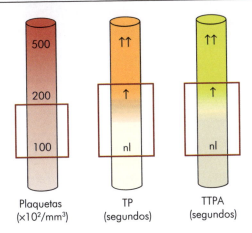

TP = tempo de protrombina; TTPA = tempo de tromboplastina parcialmente ativada.

Hemoglobina	Normal
Leucometria	Normal ou elevada
INR	Normal ou elevado
D-dímero	Geralmente elevado (fase inflamatória e crítica)
Citologia	Sem alterações específicas

Referências bibliográficas

1. Stiene-Martin EA, Lotspeich-Steininger CA, Koepke JA. Clinical hematology: principles, procedures, correlations. 2nd ed. Philadelphia: Lippincott-Raven Publishers; 1998, p. 817.
2. Hoffbrand AV, Lewis SM, Tuddenham EG. Postgraduate haematology, 4th ed. Oxford: Butterworth-Heinemann; 1999, p. 722.
3. Bain BJ. Blood cells: a paractical guide, 5th ed. Wiley-Blackwell; 2015, p. 504.
4. Fernández-Bañares F, Monzón H, Forné M. A short review of malabsorption and anemia. World Journal of Gastroenterology: WJG. 2009;15(37):4644-4652.
5. Naoum PC. Eletroforese: técnicas e diagnósticos, 2ª ed. São Paulo: Santos Livraria Editora; 1999, p. 154.
6. Naoum PC. Hemoglobinopatias e talassemias. São Paulo: Sarvier; 1997, p. 171.
7. Naoum PC, Naoum FA. Doença das células falciformes. São Paulo: Sarvier; 2004, p. 224.
8. Hoffbrand AV, Mehta AB. Haematology at a glance, 2nd ed. Oxford: Blackwell Publishing Ltd; 2005, p. 117.
9. Howard MR, Hamilton PJ. Haematology: an illustrated colour text, 3rd ed. Philadelphia: Elsevier Ltd; 2008, p. 124.
10. Zucker-Franklin D, Grossi CE. Atlas of blood cells – function and pathology, 3rd ed. Milano: Edi-ermes; 2003, p. 1002.
11. Verrastro T, Lorenzi TF, Wendel Neto S. Hematologia e hemoterapia: fundamentos de morfologia, fisiologia, patologia e clínica. São Paulo: Editora Atheneu; 2005, p. 316.
12. Provan D, Singer CRJ, Baglin T, et al. Oxford handbook of clinical haematology. Oxford: Oxford University Press; 2009, p. 820.
13. Failace R. Hemograma: manual de interpretação, 4ª ed. Porto Alegre: Artmed; 2003, p. 298.

14. Steinberg MH, Forget BG, Higgs DR, Nagel RL. Disorders of hemoglobin: genetics, pathophysiology, and clinical management. Cambridge: Cambridge University Press; 2001, p.1268.
15. Bain BJ. Diagnosis from the blood smear. N Eng J Med. 2005;353:498-507.
16. Thein SL. Genetic modifiers of the β-haemoglobinopathies. Br J Haematol. 2008;141:357-66.
17. Brittenham GM, Sheth S, Allen CJ, Farrell DE. Noninvasive methods for quantitative assessment of transfusional iron overload in sickle cell disease. Semin Hematol. 2001;38(Suppl 1):37-56.
18. Olivieri NF. The (beta)-thalassemias. N Eng J Med. 1999;341(2):99-109.
19. Baserga A, Barrai I, Bonomo L, et al. Clinical aspects of beta-thalassaemia minor. Pan Med. 1982;24:275-77.
20. Gallerani M, Scapoli C, Cicognani I, Ricci A. Thalassaemia trait and myocardial infarction: low infarction incidence in male subjects confirmed. J Int Med. 1991;230:109-11.
21. Hagar W, Vichinsky E. Advances in clinical research in sickle cell disease. Br J Haematol. 2008;141:346-56.
22. Bunn HF. Pathogenesis and treatment of sickle cell disease. N Eng J Med. 1997;337(11):762-9.
23. Steinberg MH. Management of sickle cell disease. N Eng J Med. 1999;340(13):1021-30.
24. Rosse WF, Mohandas N, Petz LD, et al. New views of sickle cell disease pathophysiology and treatment. Hematology. 2000:2-17.
25. An X, Mohandas N. Disorders of red cell membrane. 2008;141:367-75.
26. Iolascon A, Avvisati A. Genotype/phenotype correlation in hereditary spherocytosis. Haematologica. 2008;93:1283-8.
27. Weatherall DJ. Genetic variation and susceptibility to infection: the red cell and malaria. Br J Haematol. 2008;141:276-86.
28. Rosse WF. New insights into paroxysmal nocturnal hemoglobinuria. Curr Opin Hematol. 2001;8:61-7.
29. Ganapathi KA, Shimamura A. Ribosomal dysfunction and inherited marrow failure. Br J Haematol. 2008;141:376-87.
30. Steensma DP, Tefferi A. The myelodisplastic syndrome(s): a perspective and review highlighting current controversies. Leuk Res. 2003;27:95-120.
31. Spivak JL. The blood in systemic disorders. Lancet. 2000;355:1707-12.
32. Weiss G, Goodnough LT. Anemia of chronic disease. N Eng J Med. 2005;352:1011-23.
33. Guralnik JM, Ershler WB, Schrier SL, Picozzi VJ. Anemia in the elderly: a public health crisis in hematology. Hematology. 2005:528-32.
34. Naoum PC, Radispiel J, Moraes MS. Dosagem espectrométrica de meta-hemoglobina sem interferentes químicos ou enzimáticos. Rev Bras Hematol Hemoter. 2004;26:19-22.

35. Petroianu A. O Baço. São Paulo: CLR Balieiro; 2003, p. 435.
36. Iolascon A, Delaunay J, Wickramasinghe SN, et al. Natural history of congenital dyserythropoietic anemia type II. Blood. 2001;98(4):1258-60.
37. Iolascon A. Congenital dyserythropoietic anemias: a still unsolved puzzle. Haematologica. 2000;85(7):673-4.
38. Heimpel H, Kohne E, Schrod L, Schwarz K, Wickramasinghe S. A new type of transfusion-dependent congenital dyserythropoietic anemia. Haematologica Oct 2007, 92 (10) 1427-28.
39. Tefferi A, Spivak JL. Polycythemia vera: scientific advances and current practice. Semin Hematol. 2005;42:206-220.
40. Janeway CA, Travers P, Walport M, Shlomchik M. Imunobiologia – o sistema imune na saúde e na doença. 6ª ed. Porto Alegre: Artmed; 2007, p. 824.
41. Parkin J, Cohen B. An overview of the immune system. Lancet. 2001;357:1777-89.
42. Klein J, Sato A. Advances in immunology: the HLA system (first of two parts). N Eng J Med. 2000;343(10):702-9.
43. Playfair JHL, Lydyard PM. Medical Immunology: made memorable. 2nd ed. London: Churchill Livingstone; 2000, p. 108.
44. Bellanti JA, Kadlec JV, Escobar-Gutiérrez A. Cytokines and the immune response. Pediatr Clin North Am. 1994;41(4):597-621.
45. Melo MAW, Silveira CM. Laboratório de hematologia: teorias, técnicas e atlas. 1ª ed. Rio de Janeiro: Rubio; 2015.
46. Dale DC. The molecular basis for cyclic neutropenia. Hematology meeting reports. 2008;2:1.
47. Bennett JM, Catovsky D, Daniel MT, et al. Proposals for the classification of the acute leukaemias. French-American-British (FAB) co-operative group. Br J Haematol. 1976;33(4):451-8.
48. Harris NL, Jaffe ES, Stein H, et al. A revised european-american classification of lymphoid neoplasms: a proposal from the international lymphoma study group. Blood. 1994;84(5):1361-92.
49. Arber DA, Orazi A, Hasserjian R, et al. The 2016 revision to the World Health Organization classification of myeloid neoplasms and acute leukemia. Blood 2016; 127 (20): 2391–405.
50. Swerdlow SH, Campo E, Pileri SA, et al. The 2016 revision of the World Health Organization classification of lymphoid neoplasms. Blood 2016; 127 (20): 2375–2390.
51. Bain JB. Diagnóstico em leucemias. 2ª ed. Rio de Janeiro: Revinter; 2003, p. 171.
52. Wiernik PH. Adult leukemias. Ontario: American Cancer Society; 2001, p. 350.
53. Basso G, Buldini B, De Zen L, et al. New methodologic approaches for immunophenotyping acute leukemias. Haematologica. 2001;86(7):675-92.
54. Bain BJ, Barnett D, Linch D, et al. Revised guideline on immunophenotyping in acute leukaemias and chronic lymphoproliferative disorders. Clin Lab Haem. 2002;24:1-13.

55. Löwenberg B, Downing JR, Burnett A. Acute myeloid leukemia. N Eng J Med. 1999;341(14):1051-61.

56. Avvisati G, Lo Coco F, Mandelli F. Acute promyelocytic leukemia: clinical and morphologic features and prognostic factors. Semin Hematol. 2001;38:4-12.

57. Oscier D, Fegan C, Hillmen P, Illidge T, Johnson S, Maguire P, et al. Guidelines on the diagnosis and management of chronic lymphocytic leukaemia. Br J Haematol. 2004;125:294-317.

58. Byrd JC, Stilgenbauer S, Flinn IW. Chronic lymphocytic leukemia. Hematology. 2004:163-83.

59. Faderl S, Talpaz M, Estrov Z, et al. Mechanisms of disease: the biology of chronic myeloid leukemia. N Eng J Med. 1999;341(3):164-72.

60. Hehlmann R, Hochhaus A, Baccarani M. Chronic myeloid leukemia. Lancet. 2007;370:342-50.

61. Goodman GR, Bethel KJ, Saven A. Hairy cell leukemia: an update. Curr Opin Hematol. 2003;10:258-66.

62. Levine PH, Cleghorn F, Manns A, et al. Adult T-cell leukemia/lymphoma: a working point-score classification for epidemiological studies. Int J Cancer. 1994;59:491-3.

63. Michiels JJ, Thiele J. Clinical and pathological criteria for the diagnosis of essential thrombocytopenia, polycythemia vera, and idiopathic myelofibrosis (agnogenic myeloid metaplasia). Int J Hematol. 2002;76:133-45.

64. Tefferi A, Thiele J, Orazi A, Kvasnicka HM, Barbui T, Hanson CA, et al. Proposals and rationale for revision of the World Health Organization diagnostic criteria for polycythemia vera, essential thrombocythemia, and primary myelofibrosis: recommendations from an ad hoc international expert panel. Blood. 2007;110:1092-7.

65. Tefferi A. Medical progress - myelofibrosis with myeloid metaplasia. N Eng J Med. 2000;342(17):1255-65.

66. Barosi G, Hoffman R. Idiopathic myelofibrosis. Semin Hematol. 2005; 42:248-58.

67. Cools J. The hypereosinophilic syndrome: idiopathic or not, that is the question. Haematologica. 2005;90(5):582-4.

68. George JN. Platelets. Lancet. 2000;355:1531-39.

69. Mann KG. Thrombin formation. Chest. 2003;124:4S-10S.

70. Ferreira CN, Sousa MO, Dusse LMS, Carvalho MG. O novo modelo da cascata de coagulação baseado nas superfícies celulares e suas implicações. Rev Bras Hematol Hemoter. 2010;32:416-421.

71. Hoffman MA. A cell-based model of coagulation and the role of factor VIIa. Blood Rev 2003; 17:S1-5.

72. Rydz N, James PD. Approach to the diagnosis and management of common bleeding disorders. Semin Thromb Hemost 2012;38:711-19.

73. Leung LLK. Perioperative evaluation of bleeding diathesis. Hematology. 2006:457-61.

74. Karpatkin. Autoimmune (idiopathic) thrombocytopenic purpura. Lancet. 1997; 349:1531-36.

75. Beardsley DS. ITP in the 21st Century. Hematology. 2006:402-7.
76. Sadler JE. Thrombotic thrombocytopenic purpura: a moving target. 2006;415-20.
77. Kaplan C. Neonatal alloimmune thrombocytopenia. Haematologica. 2008;93:805-7.
78. Cox K, Price V, Kahr WH. Inherited platelet disorders: a clinical approach to diagnosis and management. Expert Rev Hematol 2011;4:455-72.
79. Nesheim M. Thrombin and fibrinolysis. Chest. 2003;124:33S-39S.
80. Vannucchi AM, Barbui T. Thrombocytosis and thrombosis. Hematology 2007:363-70.
81. Finazzi G, Harrison C. Essential thrombocythemia. Semin Hematol. 2005;42:230-8.
82. Mannucci PM, Tuddenham EGD. The hemophilias: from royal genes to gene therapy. N Eng J Med. 2001;344(23):1773-9.
83. Levi M, Cate H. Disseminated intravascular coagulation. N Eng J Med. 1999;341(8):586-92.
84. Taylor FB Jr, Toh CH, Hoots WK, et al. Towards definition, clinical and laboratorial criteria, and a scoring system for disseminated intravascular coagulation. Thromb Haemost 2001;86:1327-30.
85. Hirsh J, Dalen JE, Anderson DR. Oral anticoagulants: mechanism of action, clinical effectiveness, and optimal therapeutic range. Chest.s 2001;119:8S-21S.
86. Bordallo B, Bellas M, Cortez AF, Vieira M, Pinheiro M. Severe COVID-19: what have we learned with the immunopathogenesis? Adv Rheumatol 2020;60:50.
87. Serebrovska, ZO, Chong EY, Serebrovska TV, et al. Hypoxia, HIF-1, and COVID-19: from pathogenic factors to potential therapeutic targets. Acta Pharmacol Sin 2020;41:1539–46.
88. Tay MZ, Poh CM, Rénia L, et al. The trinity of COVID-19: immunity, inflammation and intervention. Nat Rev Immunol 2020;20:363–74.
89. Bonaventura A, Vecchié A, Dagna L, et al. Endothelial dysfunction and immunothrombosis as key pathogenic mechanisms in COVID-19. Nat Rev Immunol 2021;21:319–29.
90. Naoum FA, Ruiz ALZ, Martin FHDO, Brito THG, Hassem V, Oliveira MGDL. Diagnostic and prognostic utility of WBC counts and cell population data in patients with COVID 19. Int J Lab Hematol 2020 Nov 15: 10.1111/ijlh.13395
91. La Rosée P, Horne AC, Hines M, et al. Recommendations for the management of hemophagocytic lymphohistiocytosis in adults. Blood 2019;133 (23): 2465–77.
92. Schram AM, Berliner N. How I treat: hemophagocytic lymphohistiocytosis in the adult patient. Blood 2015;125(19):2908–2914.
93. Naoum FA, Martin FHdO, Valejo MR, Oliveira MGdL. Assessment of time-dependent white blood cells degeneration induced by blood storage on automated parameters and morphology examination. Int J Lab Hem 2020;42: e185-e188.

Índice remissivo

A

Absorção de ferro, 4
Ácido
– acetilsalicílico, 189
– fólico, 5
Adesão plaquetária, 178
Afibrinogenemia, 221
Agregação plaquetária, 178
Alteraçao(ões)
– citoplasmática, 125
– fisiológicas
– – atividade física, 120
– – e medicamentos, 117
– – gestação, 119
– – recém-nascidos, 118
– hereditárias do fibrinogênio, 220
– nuclear, 125
Anemia(s)
– aplástica, 70
– carenciais, 3
– da gestação, 83
– da inflamação, 79
– de doença crônica, 79
– diseritropoiética congênita, 88
– do idoso, 82
– ferropriva, 9
– hemolítica(s)
– – adquiridas não imunes, 45
– – aloimune, 61
– – – por anticorpo frio, 59
– – – por anticorpo quente, 58
– – imunes, 55
– – induzida por drogas, 63
– – microangiopática, 47
– megaloblástica, 11
– na insuficiência renal crônica, 81
– por defeito de membrana, 27
– por deficiência de enzimas eritrocitárias, 37
– por falência medular, 65
– por má-absorção, 13
– sideroblástica, 86
Anomalia(s)
– de Alder-Reilly, 128
– de May-Hegglin, 129
– de Pelger-Hüet, 125
– hereditárias dos leucócitos, 125
Anti-inflamatórios, 122
Antiagregantes plaquetários, 189
Antibióticos, 122
Anticoagulação
– oral, 218
– parenteral, 217
Antitrombina III, 207
Aplasia(s)
– congênitas, 72
– primária (idiopática) da medula óssea, 70
– secundária da medula óssea, 71
Aspectos normais da fisiologia plaquetária, 177

Aspirado e biópsia de medula óssea, 165
Atividade física, alterações fisiológicas, 120
Avaliação laboratorial
– da falência medular, 69
– da vitamina B_{12} e do ácido fólico, 7
– das anemias
– – hemolíticas, 46
– – – imunes, 56
– – por defeito de membrana, 28
– – por deficiência de enzimas eritrocitárias, 39
– das diferentes vias da coagulação, 208
– das neoplasias
– – de origem linfoide, 153
– – mieloproliferativas, 165
– das plaquetas, 179
– de hemoglobinas, 18
– do ferro, 6
– dos leucócitos, 100

B

Basófilos, 102
Bastonetes, 101
Biologia molecular, 139, 165
Biópsia de medula óssea, 70

C

Cálcio, 206
Capacidade total de ligação do ferro, 7
Cascata da coagulação, 203
Citocinas, 97
Citogenética, 139, 165
Citologia, 100
Citometria de fluxo, 183
Citoquímica, 138
Coagulação
– fisiologia da, 203
– intravascular disseminada, 215
Coagulograma, 173
Coagulopatias adquiridas e hereditárias, 203
Cofatores da coagulação, 206
Complemento, 97
Coombs
– direto, 56
– indireto, 57

Corpos
– de Döhle, 105
– de Heinz, 40
Corticoides, 121
COVID-19, 225
– fase inflamatória, 228
– fase inicial, 108
Cromatografia líquida de alta *performance*, 19

D

Deficiência
– congênita de fibrinogênio, 220
– de ferro, 9
– de glicose 6-fosfato desidrogenase (G6PD), 40
– de piruvato quinase, 42
– de vitamina
– – B_{12} e/ou ácido fólico, 11
– – K, 212
Desvio à esquerda, 104, 105
Diagnóstico laboratorial das leucemias, 136
Dímeros-D, 210
Dissolução do coágulo, 175
Distribuição corporal de ferro, 4
Doença(s)
– de von Willebrand, 183
– do *pool* de armazenamento plaquetário, 187
– falciforme, 18, 23
– hemolítica
– – do recém-nascido, 62
– – perinatal (DHPN), 62
– linfoproliferativas, 149
– – classificação, 151
– que alteram
– – as plaquetas e o coagulograma, 173
– – o eritrograma, 1
– – o leucograma, 93
Dosagem de meta-hemoglobina por absorção espectrofotométrica, 39

E

Eliptocitose hereditária, 31
Envelhecimento normal dos eritrócitos, 45
Enzima G6PD, 40
Eosinófilos, 102

Eritroblastose fetal, 62
Eritrócitos hipocrômicos e microcíticos, 7
Eritrograma, 1
Esferocitose hereditária, 30
Estomatocitose hereditária, 34

F

Fagocitose, 104
Falência medular, 65, 66
Fator(es)
– anti-X ativado (anti-Xa), 210
– da coagulação, 204
– de crescimento de colônia de granulócitos (G-CSF), 123
– de von Willebrand, 178, 183
Febre hemorrágica por vírus, 195
Fenômeno da eritropoiese ineficaz, 17
Ferritina sérica, 7
Ferro sérico, 7
Fibrinogênio, 178, 209
Fibrinólise, 175, 207
Fisiologia
– da coagulação, 203
– da resposta imune e do processo inflamatório, 98
Fisiopatologia das talassemias e hemoglobinopatias, 17
Formação de corpos de Heinz, 40
Função plaquetária, 181

G

Gestação, alterações fisiológicas, 119
Glicoproteína
– Ib-IX, 178
– IIb-IIIa, 178
Granulações "tóxicas", 105
Granulócitos, 95
Grânulos
– alfa, 178
– densos, 178

H

Hematopoiese
– antes e após o nascimento, 66
– e estrutura da medula óssea, 66
Hemofilia
– A, 210
– B, 211
Hemoglobina(s), 15
– instáveis, 84
– reticulocitária, 7
Hemoglobinopatia(s), 15, 17
– C, 25
Hemoglobinúria paroxística noturna, 52
Hemograma, 69, 136, 165
Hemólise, 55
Hemostasia, 175
– primária, 175
– secundária, 175, 203
Heparina, 217
Hepatopatias, 214
Hiperesplenismo, 49
Hipofibrinogenemia, 221
Hipotireoidismo, 86

I

Imunofenotipagem, 103, 138
Infecções
– bacterianas, 104
– virais, 106
Ingestão de ferro, 3
Inibição da coagulação, 175
Inibidor(es)
– da coagulação, 207
– da via do fator tecidual, 207

L

Leucemia(s), 133
– eosinofílica crônica, 168
– fisiopatologia e classificação das, 134
– linfoide(s), 149
– – aguda, 143
– – crônica, 144
– mieloide
– – aguda, 141
– – crônica, 147
– mielomonocítica crônica, 170
– neutrofílica crônica, 167

– prolinfocítica, 146
– promielocítica aguda, 142
Leucemia/linfoma de células T do adulto, 159
Leucócitos, 95
Leucograma, 93
Linfoblastos, 137
Linfócitos, 95
– atípicos, 102
– típicos, 102
Linfo-histiocitose hemofagocítica, 114
Linfoma(s), 149
– da zona do manto, 159
– de Hodgkin, 155
– difuso de grandes células B, 156
– esplênico da zona marginal com linfócitos vilosos, 159
– folicular, 157
– leucemizados, 158
– linfoplasmocítico, 159

M

Macroplaquetas, 181
Malária, 51
Mecanismo(s)
– autoimune, 63
– de hemólise mediada por anticorpos, 55
– hapteno, 63
– imunocomplexo, 63
Medula óssea, estrutura e composição da, 67
Membrana eritrocitária, 27
Metabolismo
– energético do eritrócito, 38
– normal
– – da vitamina B_{12} e do ácido fólico, 5
– – das hemoglobinas, 16
– – do ferro, 3
Metamielócitos, 101
Mieloblastos, 101, 136
Mielócitos, 101
Mielofibrose
– com metaplasia mieloide agnogênica, 166
– primária, 166
Mieloftise, 76
Mielograma, 70, 138

Mieloma múltiplo, 160
Modelo da cascata da coagulação com base em superfícies celulares, 206
Monócitos, 96, 102
Morfologia plaquetária, 180

N

Neoplasias mieloproliferativas, 163
– classificação, 163
– fisiopatologia, 164
Neutropenia cíclica benigna, 130
Novos anticoagulantes orais, 219

P

Parasitoses, 109
Pesquisa de anticorpos irregulares, 57
Piropoiquilocitose hereditária, 32
Plaquetas, 177
Plaquetometria, 179
Plaquetopatias adquiridas e hereditárias, 175
Plaquetopenia induzida por medicamentos, 194
Plaquetoses reacionais, 200
Plasmócitos, 102
Policitemia(s)
– reacionais, 90
– vera, 89
Processo(s)
– alérgicos, 110
– infecciosos e inflamatórios, 95
– inflamatório(s), 100
– – agudos, 111
– – crônicos, 112
Produtos de degradação da fibrina, 210
Promielócitos, 101
Proteínas C e S, 207
Prótese valvar cardíaca, 48
Prova do laço, 182
Pseudoplaquetopenia, 198
Púrpura
– neonatal aloimune, 193
– trombocitopênica
– – imunológica, 190
– – trombótica, 191

R

Reação
– alérgica, 110
– leucemoide, 105
Recém-nascidos, alterações fisiológicas, 118
Resposta
– imune, 98
– vascular, 175
Reticulócitos, 69
Retração do coágulo, 183

S

Saturação da transferrina, 7
Segmentados, 101
Sequestro esplênico, 197
Síndrome
– de Bernard Soulier, 186
– de Chédiak-Higashi, 127
– de Sézar, 159
– hemofagocítica, 114
– hipereosinofílica, 169
– mielodisplásica, 74
SMD com del(5q), 75

T

Talassemia(s), 15, 17
– alfa, 20
– beta, 22
Telômeros, 68
Tempo
– de maturação, 68
– de protrombina, 208
– de sangramento, 181
– de trombina, 209
– de tromboplastina parcial ativada, 208
Teste(s)
– da antiglobulina direta, 56
– de agregação plaquetária, 182
– de fragilidade osmótica, 28
– de geração de trombina, 209
Transfusão maciça, 222
Transporte e regulação do ferro, 4
Tricoleucemia, 159
Trombastenia de Glanzman, 185
Trombocitemia essencial, 199

V

Valores de referência
– dos leucócitos, 103
– para a série vermelha, 8
Varfarina, 218
Via
– da ativação pelo contato, 205
– do fator tecidual, 204
– Embden-Meyerhof, 38
Vitamina
– B_{12}, 5
– K, 206

X

Xerocitose hereditária, 35

IMPRESSÃO:

PALLOTTI
GRÁFICA

Santa Maria - RS | Fone: (55) 3220.4500
www.graficapallotti.com.br